高龄孕产妇围产期读本

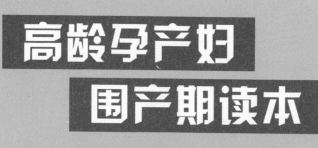

主 编／蔡正茂 虞 斌

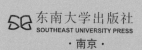
东南大学出版社
SOUTHEAST UNIVERSITY PRESS
·南京·

图书在版编目（CIP）数据

高龄孕产妇围产期读本 / 蔡正茂,虞斌主编. — 南
京：东南大学出版社，2020.12
ISBN 978 - 7 - 5641 - 9303 - 4

Ⅰ．①高… Ⅱ．①蔡… ②虞… Ⅲ．①围产期-妇幼
保健 Ⅳ．①R715.3

中国版本图书馆 CIP 数据核字(2020)第 258023 号

高龄孕产妇围产期读本

主　　编	蔡正茂　虞　斌	
出版发行	东南大学出版社	
出 版 人	江建中	
社　　址	南京市四牌楼 2 号	
邮　　编	210096	
责　　编	陈潇潇	
责编邮箱	med@seupress.com	

经　　销	新华书店	
印　　刷	南京顺和印刷有限责任公司	
开　　本	700 mm×1000 mm　1/16	
印　　张	8.25	
字　　数	150 千字	
版　　次	2020 年 12 月第 1 版	
印　　次	2020 年 12 月第 1 次印刷	
书　　号	ISBN 978 - 7 - 5641 - 9303 - 4	
定　　价	42.80 元	

＊ 本社图书若有印装质量问题,请直接与营销部联系,电话:025－83791830。

本书受 81773438、BE2017650、CM20193009 项目资助

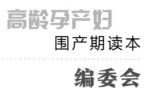

高龄孕产妇
围产期读本
编委会

主 编 / 蔡正茂　虞　斌

副主编 / 王　颖　周　军　秦志强

编　委 / （按姓氏笔画为序）

王　丽　王　晶　王雷雷　王慧艳

代　礼　刘建兵　刘洪喜　刘佳琦

杨　霓　李程麟　吴虹桥　邹雪飞

张　玢　周　华　胡慧文　恽　艳

贾赛玉　韩　波　潘凌燕

序

近年来，我国生育政策不断调整，从 2011 年实施的"双独二孩"，以及 2015 年的"单独二孩"，到 2016 年开始"全面二孩"政策，我国进入了一个人口政策调整时期。生育政策的变化，使孕产妇年龄构成比发生了新的变化。根据全国出生缺陷监测数据显示，"二孩"政策实施后，高龄孕妇明显增加，从"全面二孩"政策实施前 2015 年的 10.75%，上升到实施后 2017 年的 15.24%，这可能与多年累计的"二孩"生育愿望的集中释放有关。高龄孕妇数量的急剧增加也带来了母婴安全风险的增高，尤其是出生缺陷防治形势面临严峻的挑战！

我国是出生缺陷多发国，总发生率为 5.6%，每年至少有 80 万以上的出生缺陷儿，其中 30%出生后死亡，40%终身残疾。出生缺陷已成为婴儿死亡的第一位原因，也是造成儿童残疾的最主要原因，不但严重危害儿童生存和生活质量，影响家庭幸福和谐，也会造成巨大的潜在寿命损失和社会经济负担，成为作为影响人口素质和群体健康水平的公共卫生问题。如不及时采取适当的干预措施，出生缺陷将严重制约我国婴儿死亡率的进一步下降和人均期望寿命的提高。

众所周知，高龄是出生缺陷高发的重要危险因素，高龄孕妇的胎儿发生染色体异常疾病的风险比低危孕妇高十倍甚至数十倍。对于高龄孕妇数量的增加，如何有效地防控高龄孕妇所带来的出生缺陷风险，这是新形势下出生缺陷防治的重要课题。自 2002 年起，蔡正茂教授及其团队一直从事出生缺陷防治工作，搭建技术平台，建立筛查诊治网络，相继开展了新生儿疾病筛查、产前筛查与诊断、高通量测序产前筛查等新技术。针对高龄孕产

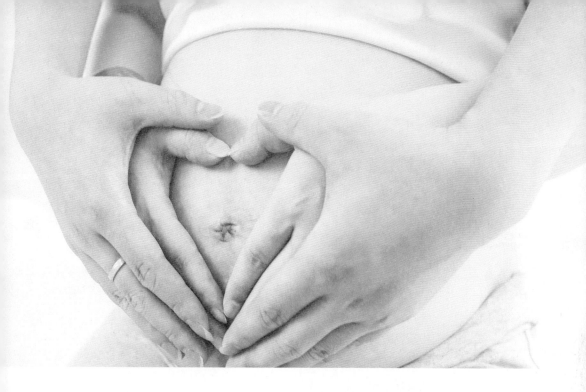

妇数量增加等突出问题，课题组就重大出生缺陷疾病进行了系列关键科学问题和转化应用的探索；按照基础与临床结合、预防与治疗结合、个体治疗与群体防治结合、技术与规范结合、管理与业务结合的思路，提出符合我国国情具有中国特色的出生缺陷的综合防治体系，助推出生缺陷防治水平的提升。 经过三年的努力，蔡正茂教授及其团队将系列研究成果凝炼成这本《高龄孕产妇围产期读本》，并系统地呈现给大家。

本书重点向高龄孕妇介绍妊娠期的特殊风险因素、出生缺陷三级预防的重要手段，以及孕期母婴安全的注意事项，以帮助她们减少出生缺陷和其他不良妊娠结局的发生，在一定程度上弥补了针对高龄孕妇这一特殊人群孕期管理的空缺。 本书具有以下特点：① 权威性，本书相关数据来源于全国妇幼卫生监测办公室，得到了诸多教授的指导与帮助，数据权威。 ② 实用性，本书编委会均来自于长期从事围产期保健一线的专家，以理论与实践相结合的方式阐述。 ③ 时效性，本书编写参考了研究团队及国内外最新的研究成果。相信本书的出版，能为高龄孕妇提供诸多的指导与安慰，让她们在孕育生命的旅途中拥有更多信心、勇气和帮助！

最后，感谢所有为本书出版付出努力的同仁们！ 让我们一起为我国的出生缺陷防控事业贡献自己的力量！

衷心祝愿每一位母亲享受幸福！

全国妇幼卫生监测办公室/中国出生缺陷监测中心主任　朱军

2020 年 11 月 25 日

目录

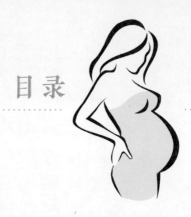

认识高龄孕产妇

高龄孕产妇的出生缺陷防治

高龄孕产妇的围产期保健

附件

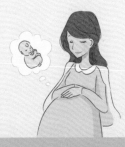

高龄孕产妇
围产期读本

多大才算是高龄孕产妇?

2016 年，全面"二孩"政策正式实施，意味着所有夫妇，无论城乡、区域、民族，都可以生育两个孩子。随之而来的是"高龄孕妇""高龄产妇"这些词被越来越多地提及，很多女性开始担忧，高龄怀孕就真的和普通孕妇不一样吗?

国际妇产科联盟（International Federation of Gynecology and Obstetrics, FIGO)将分娩年龄≥35 岁的妊娠定义为高龄妊娠，这一时期的孕产妇称之为高龄孕产妇。将 35 岁作为高龄孕产妇与适龄孕产妇的判断标准由来已久，早在二三十年前，35 岁就一直是判定高龄孕产妇的首选年龄。然而，现在很多医生提出，将 35 岁定义为高龄孕产妇并不科学。在新西兰，40 多岁生孩子非常普遍，医院里也没有将她们与 20 多岁的孕妈妈区别对待，并且许多高龄孕产妇都是自然受孕和分娩的。法国专家国家妇产科医生协会（CNGOF)主席贝尔纳·赫顿表示，女性 45 岁以内是合理的生育年龄。法国认为当女性 45 岁之后怀孕分娩才会比年轻健康的孕妇面临更多的危险。事实上，大多数健康女性在 35 岁以后甚至 40 多岁之后怀孕，她们的孩子也很健康。

来自印度海得拉巴的一名 74 岁女子曼加雅玛于 2018 年开始尝试人工授精，并成功在 2019 年初怀孕。2019 年 9 月 5 日，经剖宫产手术，她生下一对双胞胎，成为世界上年龄最大的新生儿妈妈。印度 70 岁以上的产妇并不止于此，早在 2008 年，印度北方邦 70 岁的老妇辛格（Omkari Singh)产下一对龙凤胎。印度哈里亚纳邦 70 岁的拉约·戴维（Rajo Devi Lohan)产下一

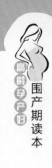

名女婴。印度妇女奥姆卡莉·潘瓦尔经人工授精,70 岁高龄时产下一名女婴。其他国家的高龄生育现象也时有发生。2009 年 5 月 27 日,英国 66 岁的伊丽莎白·阿德尼在医院顺利产下一子,成为英国迄今为止年龄最大的产妇。2012 年 9 月,57 岁的韩国女性朴某顺利生下一对双胞胎,刷新了韩国最高龄生育纪录。2014 年 2 月 9 日,中央电视台《面对面》播出一期节目——中国最高龄产妇盛海琳:失独后的重生。介绍 64 岁的退休医生盛海琳,在 60 岁时,通过试管婴儿技术成功诞生了一对双胞胎女儿,成为中国当时最高龄的产妇。2015 年 5 月 19 日,德国 65 岁的安娜格雷特·劳尼克通过人工授精,怀孕 26 周后生下四胞胎,三个男孩一个女孩,成为世界年龄最大的四胞胎产妇。2016 年 12 月 28 日上午,一则题为《64 岁高龄孕妇在长春吉大二院成功分娩》的消息在网络里传播。消息写到,"医者仁心,大医精诚,医者创造的不是奇迹而是一份爱心。一位 64 岁的失独孕妇在吉大二院产科滕红主任团队的带领下,成功剖腹产下一名健康男婴,母子平安"。2019 年 10 月 25 日,一则关于"枣庄 67 岁孕妇成功产子"的新闻,再次刷新了人们对于妇女生育年龄的新高度。我们暂且相信这些新闻的来源是真实可靠的,那么世界上高龄妇女的最大生育年龄看上去是在不断刷新的。

但是,这并不意味着我们不需要考虑年龄因素,来实现优生的目的。医学研究和临床实践表明,最佳生育年龄为 24～28 岁,这一时期女性发育已完全成熟,卵子质量最好,盆内韧带和肌肉弹性最佳,子宫收缩力强;这个时期生育时,流产、早产、死胎、畸形和痴呆儿的发生率也最低。但是如今,越来越多的年轻人为了事业推迟了婚育年龄。医学研究发现,35 岁以后生育的妇女,其难产(臀位产、手术产和先天愚型)的发病率较高。这一时期女性骨盆和韧带功能退化,软产道组织弹性较小,子宫收缩力相应减弱,易导致产程延长而引起难产,造成新生儿产伤、窒息。另外,由于高龄孕妇的卵细胞易发生畸变,因此,胎儿畸形及某些遗传病的发生率也较高。

综上所述,考虑到个体差异性,"分娩年龄≥35 岁的女性就是高龄孕产妇"的说法,有"一刀切"的嫌疑。医学上更科学的对"高龄孕产妇"的判定则应以卵巢功能、卵子质量为标准。所以,女性想要清楚地知道自己有没有达到"高龄孕产妇"的标准,可以检查身体的这两项指标。

(编者:虞 斌 王 晶)

中国高龄孕产妇的趋势

近几十年来，全球出现了女性初次生育年龄推迟，高龄孕产妇逐年增多的趋势。 2014 年发布的针对 29 个国家的调查报告显示各国高龄孕产妇比例介于 2.8%～31.1%，平均为 12.3%，欧美发达国家高龄孕产妇比例普遍较高。 近年来，亚洲国家中韩国、日本的高龄孕产妇已经超过了 1/4。

中国是世界上第一人口大国和最大的发展中国家，其高龄孕产妇比例在 20 世纪末并无明显增加趋势，近 10 余年来则快速上升。 全国出生缺陷医院监测的结果显示，高龄孕产妇从 1996 年的 2.96% 上升到 2008 年的 9.10%。 2011 年对 14 个省的医院进行调查，发现高龄孕产妇比例为 10.1%，其中 35～39 岁及 ≥40 岁的孕产妇分别占 8.3% 和 1.8%。 2015—2018 年间，全国妇幼卫生年报结果显示高龄孕产妇由 8.5% 升至 13.4%。 与适龄孕产妇比较，高龄孕产妇在孕期发生妊娠期高血压、妊娠糖尿病、产后出血、前置胎盘等的风险明显增加，早产、低出生体重、出生缺陷等不良妊娠结局的风险也大幅增加，引起了广泛关注。

高龄孕产妇的长期趋势 和地区分布 **1**

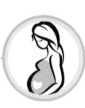

2007—2018 年期间，全国出生缺陷人群监测系统监测到的出生个案数达 413.4 万；高龄孕产妇比例由 6.16% 升至 15.32%，平均值为 9.58%，年度比例呈上升趋势（$\chi^2 = 88.136, P < 0.001$）；2017 年达到历史最高点（15.72%）。城市高龄孕产妇比例为 10.60%，农村为 8.48%，城乡年度高龄孕产妇比例均呈上升趋势，分别由 2007 年的 5.50% 和 6.71% 升至 2018 年的 17.72% 和 12.21%。城乡高龄孕产妇比例峰值均出现在 2017 年，除外 2007—2009 年和 2012 年，其余年份均为城市高于农村。同期东、中、西部地

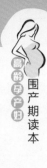

区高龄孕产妇比例均呈上升趋势,在 2017 年达到历史峰值,分别为 17.15%、13.95% 和 14.76%;2018 年东部高龄孕产妇比例与 2017 年持平,而中、西部地区有所回落。

2007—2018 年高龄孕产妇比例的时间趋势和地区分布(%)

年份	全国	城市	农村	东部	中部	西部
2007	6.16	5.50	6.71	5.73	6.26	6.73
2008	6.84	6.53	7.10	6.84	6.72	6.98
2009	7.06	6.94	7.16	7.30	6.81	6.91
2010	7.18	7.27	7.09	7.34	6.72	7.41
2011	7.31	7.50	7.11	7.39	6.62	7.95
2012	7.25	7.24	7.26	7.31	6.50	8.01
2013	7.88	8.11	7.64	7.92	7.22	8.52
2014	8.20	8.55	7.80	8.20	7.78	8.69
2015	10.25	11.75	8.65	11.05	9.17	9.85
2016	11.68	13.22	9.65	12.69	10.34	11.01
2017	15.72	18.26	12.46	17.15	13.95	14.76
2018	15.32	17.72	12.21	17.15	13.36	13.90
合计	9.58	10.60	8.48	10.16	8.60	9.56

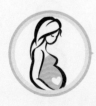

2 不同生育政策时期的高龄孕产妇比例

我国生育政策经历了独生子女、"单独二孩"、"全面二孩"三个政策时期。高龄孕产妇比例由独生子女政策时期的 7.34% 升至"单独二孩"时期的 11.05%,"全面二孩"政策后则增至 15.53%,增幅分别达到 50.68% 和 40.52%。其中,城市的增幅大于农村,以东部城市(47.06%)和中部城市(40.91%)增幅最大,农村以中部农村(40.91%)增幅高于西部农村(35.05%)和东部农村(26.75%)。

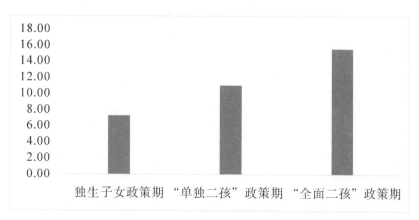

不同生育政策时期的高龄孕产妇比例（％）

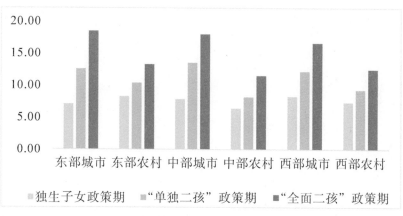

不同生育政策时期高龄孕产妇比例地区差别（％）

超高龄孕产妇比例
的时间趋势 **3**

2007—2018 年，超高龄孕产妇比例由 0.79％升至 2.77％。该比例在独生子女政策期为 1.17％，"单独二孩"政策时期为 1.89％，"全面二孩"政策期激增至 2.76％。东、中、西部地区和城乡的超高龄孕产妇比例均呈上升趋势，城市的超高龄孕产妇比例的增长幅度和增长速度均高于农村。

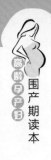

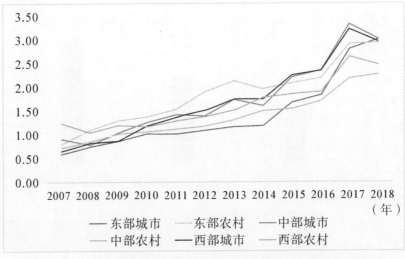

图例：
— 东部城市　— 东部农村　— 中部城市
— 中部农村　— 西部城市　— 西部农村

不同地区超高龄孕产妇比例的时间趋势（%）

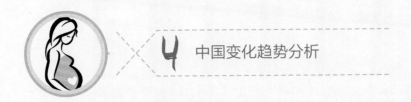

4 中国变化趋势分析

近10余年来我国高龄孕产妇比例呈逐年上升趋势；城市高于农村且城乡差距有增大趋势，在东部城市尤为突出；高龄孕产妇比例的地区差别明显，东部高于中、西部地区。超高龄产妇比例也呈逐年上升趋势，城乡和地区差别明显。我国近期高龄孕产妇和超高龄孕产妇比例的变化特征与多种因素有关，生育政策调整后，高龄孕产妇和高龄孕产妇比例大幅增加，在城市和东部地区更为突出。

高龄孕产妇增加与生育观念、生育意愿和行为的改变密不可分。既往研究表明，晚婚晚育观念盛行、离婚和再婚率升高，再婚中年夫妻群体的生育意愿和行为改变，以及适龄女性推迟生育都与高龄孕产妇增加有关。此外，避孕措施是影响生育水平最为敏感的中间变量，其普及使得女性有了更多的生育自主选择权；辅助生殖技术的应用也给不孕不育夫妇的生育提供了技术保障，超高龄孕产妇中应用体外授精、试管婴儿等技术的比例较高，呈现快速增长趋势,在东部城市地区十分明显。本研究中东部城市的超高龄孕产妇数量远远高于中、西部地区。我国于2013年底和2016年初实施的"单独二孩"和"全面二孩"政策,众多高龄夫妇累积的生育需求在短期内集中释放,使得高龄孕产妇大幅增加,城市更为突出,这与整体上城市计划生育政策实施效果好于农村有关,如符合"单独二孩"政策的夫妇大多为城市居民。

国内其他研究也发现了高龄孕产妇比例在"全面二孩"政策实施后的大幅增长。据全国妇幼卫生年报数据,高龄孕产妇比例由2015年的8.5%蹿升至2017年的13.4%,2018年回落至12.6%,城市增幅比农村大,与本研究的高龄孕产妇比例变化特征相似,而国内局部地区的研究也获得了类似结果。本研究用出生数代替孕产妇数来计算高龄孕产妇比例,由于双胎和多胎出生数的占比很低,大样本下对结果的影响小;所用监测个案数据具有较好的城乡和地区代表性,严格的质量控制措施保证了数据质量,能真实反映近期我国高龄孕产妇的时间和空间分布特征。

高龄孕产妇出现妊娠合并症、并发症、不良妊娠结局的风险较适龄孕产妇更大。据估计,符合"全面二孩"生育政策的妇女中35岁以上者占60%,2017年后高龄孕产妇每年将超过300万人。在今后较长一段时间内,我国高龄孕产妇比例可能出现高位波动的情况,城乡和地区间差别明显,建议采取适宜措施来降低风险,保障母婴安全。其一,加强健康教育,鼓励育龄夫妇适龄生育,抑制高龄孕产妇上升趋势。其二,做好孕期保健和围产期保健,加强监测,积极预防妊娠并发症和合并症,减少母儿不良结局的发生。其三,关注重点人群的预防保健,如超高龄孕产妇、使用辅助生殖技术的高龄夫妇等。

(编者:代　礼)

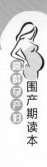

高龄孕产妇的特殊变化

人体在 35 岁以后，全身器官组织的机能开始减退，对于女性而言生育力会逐渐下降，主要体现在以雌激素降低，如血清雌二醇（E2）、促卵泡激素（FSH）水平的变化，促性腺激素水平的升高为特征的生殖内分泌改变，以及以卵泡数量减少和卵子质量下降为特征的卵巢功能减退。卵巢储备功能下降、子宫肌瘤等妇科疾病发生率增高。

  高龄孕产妇孕期生理变化

随着年龄的增长，女性身体会发生许多变化，如肥胖症［体质指数（BMI）$\geqslant$28 kg/m²］发病率明 24 显增加，致使怀孕后伴发妊娠期高血压疾病、妊娠期糖尿病（GDM）、产后出血的风险明显增加。因此，高龄女性妊娠后，随着身体的新陈代谢发生变化，孕期受这些疾病困扰的比率也会增大。资料显示，妊娠高血压在高龄孕产妇中的发生率比适龄孕产妇高出 2～4 倍；糖尿病及妊娠糖尿病的发生率更是比 25～29 岁的孕产妇高出 3 倍以上。35 岁以后的高龄孕产妇体内的雌性激素分泌开始减少，促性腺激素水平升高，卵子的成熟过程延长，自身染色体发生老化、衰退或畸变的概率逐渐增加，可导致染色体异常或胎儿畸形。资料显示，先天痴呆儿的发病率在 25～34 岁孕产妇中仅为 1/1 350，而在 35～39 岁孕产妇中则高达 1/260。此外，在妊娠早期自然流产的发生率大为增高。资料显示，高龄妊娠第一胎时，流产率在怀孕早期可高达 20%，是适龄妊娠女性的 2～4 倍。

高龄孕产妇对妊娠反应较为敏感，往往孕吐较为剧烈，这主要是与绒毛膜促性腺激素水平升高有关。高龄孕产妇身体营养吸收能力变差，子宫的孕育能力及为胎儿提供营养的能力都较适龄妊娠女性要差。高龄孕产妇的子宫内环境相对较差，不利于胎儿的生长发育，在妊娠晚期容易发生异常，使胎儿提早出生。资料显示,高龄妊娠的早产率是适龄生育女性的 4 倍。高龄孕产妇既往也可能有多次孕产史,而多次孕产史或多次刮宫可造成子宫内膜的损伤,或剖宫产子宫瘢痕憩室形成,再次妊娠时易导致流产、早产、胎膜早破和胎盘异常(前置胎盘、胎盘植入)等。

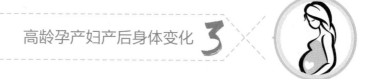

高龄孕产妇分娩过程变化 2

高龄孕产妇关节韧带组织弹性变差,产妇体力变差;坐骨、耻骨、髂骨和骶骨相互结合部基本已经骨化,形成了一个固定的盆腔,子宫颈部、会阴及骨盆的关节变硬,分娩时不容易扩张,子宫的收缩力和阴道的伸张力也较差,导致分娩速度缓慢,分娩时间延长,容易发生难产。子宫的收缩力和阴道的伸张力也变差。此外,产程中缩宫素的应用、相对头盆不称、软产道损伤、阴道器械助产及中转剖宫产率等均明显增加。生产时高龄产妇可能发生脑血管意外、大出血、心力衰竭等不良后果。高龄孕产妇易患甲亢或甲减,可导致自身免疫功能紊乱,影响妊娠结局。

高龄孕产妇产后身体变化 3

人体在 35 岁以后,全身器官组织的功能开始减退。高龄孕产妇更易发生产褥感染及产后贫血等各种产后疾病。高龄孕产妇产后体内内分泌对身体的调整及生殖器官的恢复能力也会减弱。资料显示,分娩时年龄越大,产后身体康复的速度越慢。

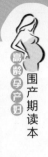

4 高龄孕产妇孕期心理状态变化

　　高龄孕产妇的心理负担及精神压力高于一般孕产妇,最主要的压力源是担心母婴健康和安全。高龄孕产妇会对孕期的一些问题过分关注,如胎动的形式、腹部的任何异样感觉,担心妊娠过程、分娩过程出现意外或分娩后会出什么问题,对胎儿发育过度忧虑,致使孕产妇心理负担过重。

　　高龄孕产妇焦虑、抑郁症状的发生率均高于非高龄孕产妇。高龄孕产妇的早孕反应、不良孕产史、产前检查次数、夫妻关系、家庭支持、社会支持等与临产前焦虑和抑郁明显相关。年龄、孕次、职业及妊娠期并发症均为高龄孕产妇抑郁的危险因素。家庭收入、社会支持为高龄孕产妇抑郁的保护因素。高龄孕产妇在产前比平时更容易出现紧张、手足颤抖、衰弱疲乏感、头晕、多汗、睡眠欠佳等症状。此外,更容易出现晨重晚轻感、能力减退感、决断困惑感、无用感、思考困难感、食欲减退感等症状。产妇对分娩敏感性增高、耐受性降低,影响分娩过程及胎儿结局。

（编者：王雷雷）

高龄妊娠的风险

女生生育年龄正在逐渐提升。 美国疾病预防控制中心 2013 年的生育报告显示，美国 20～24 岁的生育率从 1980 年的 11.51% 下降到 2013 年的 8.07%，而 35～39 岁的生育率则从 1980 年的 1.98% 增长到 2013 年的 4.93%。《中国统计年鉴》中调查显示，我国 25～29 岁的生育率从 2004 年的 10.244% 下降到 2013 年的 9.682%，35～39 岁的生育率由 2004 年的 0.865% 增长到 2013 年的 1.715%，40～44 岁的生育率由 0.177% 增长到 0.547%。 女性生育年龄发生推迟，随之而来的高龄孕产妇妊娠期合并症及新生儿出生后并发症发生率不断升高的问题正受到越来越多的关注。

高龄妇女生育能力降低，怀孕概率下降 1

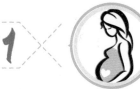

年龄是导致生育能力下降的最重要因素。女性生育力在 35 岁时开始急剧下降，91% 的妇女在 30 岁时有生育能力怀孕，在 35 岁时降至 77%，到 40 岁时降至 53%。

一些妇女认为，随着辅助生殖技术（ART）的发展，生育力下降是一个很容易解决的问题。尽管辅助生殖技术的进步确实使许多有生育问题的妇女受孕，但成功率却随着母亲年龄的增长而降低。加拿大一项调查显示，体外受精（IVF）的成功妊娠率随着年龄的增加而下降。此外，辅助生殖技术的经济成本对许多妇女来说数额巨大。

妇女生育年龄与 1 个 IVF 周期后成功妊娠率的关系

妇女年龄	1 个 IVF 周期成功妊娠率
35 岁以下	32%
35～39 岁	22%
40 岁及以上	10%

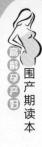

在单个 IVF 周期中增加妊娠率的一种方法是增加转移的胚胎数量。但是,虽然胚胎移植增加了妊娠率,但也会造成多胎妊娠的增加。

2 高龄孕产妇流产与死胎的概率增加

高龄女性不但卵细胞老化,而且很容易受到病毒的感染、物理及化学的刺激、激素变化的影响等,会导致人体卵子减数分裂发生异常。同时,年龄过大也会增加妊娠高血压、妊娠糖尿病等并发症的风险,发生流产的概率也会大大提高。

自发流产的比率随着年龄的增长而逐渐上升,22 岁的流产比率大约为9%,到 30 岁大约为 18%,35 岁为 20%,40 岁为 40%。同时研究显示,高龄孕产妇的死胎率也高于年轻女性。英国一项回顾性队列研究发现,18~34 岁的女性死胎率为 4.7/1 000 人,35 至 40 岁之间的妇女的死胎率为6.1/1 000 人,40 岁及以上的女性的死产率为 8.1/1 000 人。

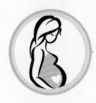

3 高龄妊娠的新生儿出生缺陷率增加

出生缺陷是指出生时就存在的人类胚胎(或胎儿)在体表或体内有可识别的结构或功能方面的异常。出生缺陷产生的原因非常复杂,目前认为引起出生缺陷的因素由基因突变等遗传因素或由环境因素导致,也可能由遗传与环境的交互作用以及其他尚不能确定的因素所致。出生缺陷的类型一般包括先天畸形、遗传代谢性疾病、染色体异常、功能异常(如失聪、失明和低智力)等。在出生缺陷的儿童中,许多与遗传有关,有 70%～80% 的出生缺陷是由遗传因素所致的。目前已发现 7 000 多种包括基因病和染色体病遗传病,常见的染色体病如唐氏综合征(21 -三体综合征)、18 -三体综合征。

高龄是导致新生儿发生出生缺陷、特别是染色体异常的主要因素。Boyd 等研究发现产妇高龄是导致胎儿发生染色体数目异常的一个明确危险因素,其中以21-三体、18-三体、13-三体为主。高龄孕产妇胚胎中有62.0%为正常与非整倍体异常的嵌合体,从而提示高龄孕产妇的胚胎发生非整倍体异常和嵌合体的概率较大。除染色体异常所致的胎儿畸形,高龄孕产妇发生其他先天性畸形的危险性也有所增加,这些畸形包括无脑儿、脑积水、心脏畸形等。其中,高龄是新生儿先天性心脏畸形的主要影响因素,因为35岁以上的高龄孕产妇出生的唐氏综合征比例较高,这些婴儿有25%的概率会患上先天性心脏病。

(编者:王 颖)

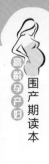

高龄妊娠的幸福

虽然，高龄孕产妇及其胎儿可能会遭遇诸多危险，但35岁以上怀孕的妇女也具有一些明显的健康优势，包括叶酸的服用率增加、生育抚养准备更加充分、更高的母乳喂养率和社会经济地位等。

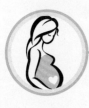 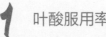 **1 叶酸服用率增加**

国家卫健委建议所有怀孕或计划怀孕的妇女，从受孕前三个月开始，至怀孕后前三个月，每天服用叶酸补充剂，以减少神经管畸形的风险。研究显示，高龄孕妇在孕前期更可能服用叶酸补充剂，女性服用叶酸补充剂的可能性随着年龄的增长而增加。根据一项调查，15～24岁的孕妇叶酸补服率为33%，25～29岁的孕妇补服率为43%，30岁以上的妇女补服率会上升到48%。同时，叶酸的服用也与教育程度和收入水平有关。51%受过大学或大学教育的妇女在受孕前阶段服用了叶酸，56%的家庭收入较高的妇女在受孕前阶段服用了叶酸。

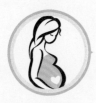 **2 孕前健康准备更加充分**

35岁之后才准备怀孕的妇女更有可能精心地计划怀孕，这对健康有明显的好处。多数高龄妇女会在怀孕前积极改善自己的健康状况，做好为人父母的准备。调查显示75%的30岁及以上的女性表示怀孕前会做好充分的准备，而30岁以下的妇女意外怀孕率达37%。

在美国的一项研究中，年龄在35岁以上的妇女更有可能寻求早期的产前检查,并在整个怀孕期间继续进行定期的产前检查。35 岁以后怀孕的妇女也更有可能在产前保健,分娩和分娩方面拥有积极的经验。同样,35 岁以后怀孕的妇女会积极寻求有关怀孕的信息,评估其阅读的内容,并在自己的个人和职业生活中产生自己的感悟和经验,这对妇女参与产前保健可以起到积极影响。但是,这个年龄段的妇女也可能会因现有信息量过多和建议不一致而感到不知所措。

为人父母的心理准备充分 3

将生育推迟到 35 岁以后,准爸爸准妈妈的心理准备将更加充分。在多伦多的一项研究中,35 岁之后怀孕的妇女更有稳定的感觉,如稳定的人身安全感,为未来的育儿挑战有更加充分的准备等。同时,高龄产妇的育儿适应性和灵活度更强。但仍有一些 35 岁以后怀孕的妇女可能会发现,她们对生育能力、怀孕、生育和育儿缺乏谨慎的计划,充分的心理准备和生活经验并未为她们提供足够的准备。同时,对于某些 35 岁以上的女性会很自信地认为自己应该能够应付为人父母这件事,但在一开始面对现实时,她们可能会感受到压力。有部分高龄产妇及其配偶认为他们对自己的育儿知识和技能缺乏信心。

母乳喂养率更高 4

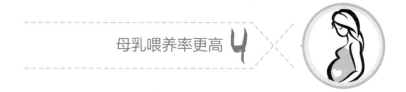

母乳喂养是婴儿喂养的最佳方法。对婴儿的好处包括:提供全面的营养,增强婴儿抗病能力,促进婴儿健康发育,减少婴儿胃肠道感染、呼吸道感染和中耳炎等。对母亲的好处包括:促进子宫复旧,减少产后出血,早日恢复怀孕前体重,以及降低乳腺癌和卵巢癌的风险等;还能促进母婴情感交流。35 岁以上的妇女对婴儿保持 3 个月及更长时间的母乳喂养率更高。加

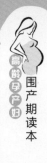
拿大的一项调查报告了母乳喂养 3 个月及以上时间的不同年龄女性的百分比,显示母乳喂养率随着母亲的年龄而增加(下表)。

不同年龄产妇母乳喂养 3 个月及以上时间比例

产妇年龄	母乳喂养 3 个月及以上时间比例
25～29 岁	60%
30～34 岁	67%
35 岁及以上	75%

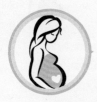 社会经济地位对身体健康的积极影响

调查显示,第一次当父母的人群中,年龄较大者与年龄较小者间的社会经济差距有所扩大。将怀孕推迟到 35 岁以后的妇女往往受教育水平较高,收入也较高。教育和收入是健康的关键因素,这对妇女及其子女有积极的健康影响。

(编者:王　颖)

2 高龄孕产妇的 出生缺陷防治

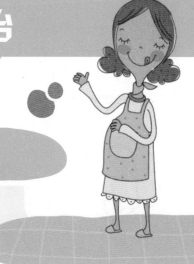

什么是出生缺陷？

出生缺陷是指胎儿出生前，由于不良的遗传因素、环境因素或两者共同作用使胚胎的发育过程发生紊乱，所导致的胎儿结构或功能异常。出生缺陷中有些异常是肉眼可见的，而有些异常则必须通过某些特殊检查才能确诊，轻微的缺陷可能对身体的影响不大，而严重的出生缺陷则可引起胎儿或婴儿死亡、寿命缩短或导致儿童长期患病，甚至终身残疾。

出生缺陷的原因 1

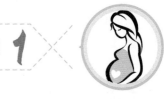

造成出生缺陷发生有三大常见的原因：

❶ 遗传因素

这种情况在上代或家族中可找到相同的患者。A. 由于精子或卵子发生了异常而导致；B. 通过带有异常基因的父亲或母亲传递而来。

❷ 环境因素

环境因素包括的内容很多，主要有 4 个方面。A. 物理因素：高温、高热、放射线等；B. 化学因素：药物、农药、化肥等；C. 生物因素：病原体感染，如细菌、病毒等；D. 不良生活习惯：如抽烟、酗酒、吸毒等。

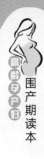

❸ 遗传因素＋环境因素

有的病是有遗传因素作背景,加上环境因素的影响,就会发病,如蚕豆病(一种溶血性疾病),有遗传因素存在,吃蚕豆就可能发病,如果他不吃蚕豆,就可能不发病。

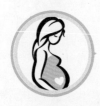 **2 出生缺陷的现状**

出生缺陷病种繁多,目前已知的至少有 8 000～10 000 种。近 30 年来,随着社会经济的快速发展和医疗服务水平的提高,我国婴儿死亡率和 5 岁以下儿童死亡率持续下降,危害儿童健康的传染性疾病逐步得到有效控制,出生缺陷日益成为突出的公共卫生问题和社会问题。中国是出生缺陷高发国家,2012 年卫生部发布的《中国出生缺陷防治报告》数据显示:我国出生缺陷发生率接近中等收入国家,约为 5.6%,每年新增出生缺陷患儿约 90 万例,相当于每分钟有 1.7 个缺陷儿出生,且部分出生缺陷病种发生率仍呈上升态势。我国目前发现的先天性发育缺陷共 101 种,无脑儿、先天性心脏病(CHD)、脊柱裂、脑积水和脑膨出在发病率中排名较前。

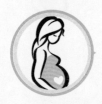 **3 出生缺陷的危害**

出生缺陷成为早期流产、死胎、围产儿死亡、婴幼儿死亡和先天残疾的重要原因,降低了居民的平均期望寿命和新生儿质量。出生缺陷不仅严重危害儿童生存和生活质量,加重家庭的经济和心理负担,影响人口素质和群众健康水平,也带来了巨大的社会经济负担。据统计,我国每年新出生的唐氏综合征患儿生命周期的总经济负担超过 100 亿元,新发先天性心脏病患儿生命周期的总经济负担超过 126 亿元。作为影响人口素质和群体健康水平的公共卫生问题,如不及时采取适当的干预措施,出生缺陷将严重制约我国

婴儿死亡率的进一步下降和人均期望寿命的提高。随着"二孩"政策的全面放开以及高龄孕产妇的迅速增加,出生缺陷防治工作面临着新的困难和挑战。

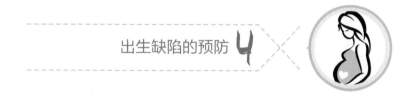

出生缺陷的预防 4

我国政府对出生缺陷防控越来越重视,2005 年将每年 9 月 12 日定为"中国出生缺陷防控日",相关法律法规不断完善,出生缺陷综合防治体系逐步健全,三级防治措施深入落实,出生缺陷患儿医疗保障更加完善。出生缺陷防控三级预防起到关键性的作用。一级预防是指防止出生缺陷儿的发生。具体措施包括健康教育、婚前医学检查、孕前保健、遗传咨询、计划生育、最佳生育年龄选择、补充叶酸等。二级预防是指减少严重出生缺陷儿的出生。主要是在孕期通过早发现、早诊断和早采取措施,以减少严重出生缺陷儿的出生。除了常规的产前检查,最为重要的就是产前筛查、产前诊断,这是目前出生缺陷防控最重要的焦点。三级预防是指出生缺陷患儿出生后采取及时、有效诊断、治疗和康复,以提高患儿的生活质量,防止病残,促进健康,即新生儿疾病筛查。

(编者:蔡正茂)

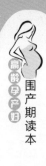
高龄孕妇的一级预防

一级预防属于病因预防，是指在孕前和孕早期采取各种措施，例如孕前评估、咨询指导、健康教育等，其目的是为了预防和减少出生缺陷的发生。

备孕的夫妇应选择最佳时机进行备孕，包括最佳年龄（女性 24～29 岁，男性 25～35 岁）、最佳季节（春秋季）、最佳身体（夫妻双方身体健康）、最佳情绪（精神状态良好）、最佳环境（工作、学习、生活中不接触有毒有害物质）。许多备孕的家庭觉得生孩子是女性的事，与男性无关，这种观念是错误的。生育是夫妻双方的共同责任，在受孕的过程中，男方提供的精子，对胚胎起着一半的决定作用，同时准妈妈在孕前准备过程中需要准爸爸的配合和支持，如避孕措施、戒烟戒酒、平衡膳食等。

高龄备孕通常是指生育年龄≥35 岁的女性和/或生育年龄≥40 岁的男性备孕。高龄备孕的家庭多数已生育过一个孩子，准妈妈和准爸爸常常觉得自己有过生育的经验，且自己身体也没有什么不适，不需要孕前准备，可以直接怀孕。其实，这只是一种误解。随着年龄的增长，身体功能出现下滑趋势，尤其是 35 岁以后的女性卵巢功能下降，胚胎发育不良以及胎儿畸形发生率增加；男性随着年龄的增长，加上部分男性吸烟、喝酒，精子的数量、活力和质量均有所下降；人到中年，有些准爸爸或准妈妈可能会有高血压、糖尿病、胆囊炎、肾结石等内外科疾病；而对于初次生育时，采用剖宫产或既往有子宫肌瘤手术史的女性，再次生育面临瘢痕妊娠、产后出血、前置胎盘等危险因素。

健康的身体状况、合理膳食、均衡营养是孕育新生命必须的物质基础。建议所有高龄备孕的夫妇应该在孕前 3～6 个月进行孕前优生检查，对自己的身体状况进行全面评估。孕前优生检查要特别关注感染性疾病，如牙周病，以及血红蛋白、血浆叶酸、尿碘等反应营养状况的监测，目的是避免相关炎症及营养素缺乏对受孕成功和妊娠结局的不良影响。良好的身体状况和营养状态是成功孕育新生命最重要的条件，而这需要通过健康生活方式来维持。均衡的营养、有规律的运动和锻炼、充足的睡眠、愉悦的心情等,均有利于健康的孕育。计划怀孕的妇女如果有健康和营养问题,应积极治疗相关疾病,如牙周病;纠正可能存在的营养缺乏,如贫血;保持良好的卫生习惯。

健康的身体状况 1

❶ 采集病史

通过病史的采集,初步了解受检夫妻双方目前身体状况、所患疾病,以及曾经或者目前采取的治疗措施对生育及胎儿可能的影响。对于不能明确诊断的疾病,必要时需要采取进一步的检查,对所患疾病进行进一步判断,或转诊到上一级的医疗保健机构,进行明确诊断,并分析疾病和治疗对生育及优生的影响,提出相关的医学指导意见,即:可以备孕、暂缓备孕、不宜生育。

❷ 了解近期用药情况

孕前患有慢性疾病的,需要长期使用药物,有些药物可能会对生殖细胞造成遗传毒性,使生殖细胞发生遗传损伤,从而使胚胎发育异常。孕前短期使用某些药物可能在体内蓄积或半衰期过长,药物的作用可能延续至怀孕期间,造成胚胎的直接损伤。因此,必须详细掌握受检夫妻近期使用药物的情况,根据具体情况提供医学建议,以保障生殖细胞的质量和胚胎正常的发育。

❸ 采集疫苗注射情况

妇女在妊娠期间,机体抵抗力往往会有所下降,使得孕妇在孕期容易患上一些感染性疾病,如风疹病毒感染。因此,计划怀孕的妇女除了应在孕前加强营养和适当锻炼,以提高机体免疫力外,最好能注射相关疫苗。通过对计划怀孕夫妻注射疫苗情况的收集,掌握他们的机体免疫力情况并进行指导。同时应当根据疫苗的种类,建议在疫苗注射后过多久再备孕,以避免疫苗对妊娠的不良影响。

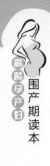

❹ 了解避孕措施情况

避孕是指采用科学的手段使妇女暂不受孕。恰当、规范的避孕措施可以起到良好避孕效果,但不恰当、不规范的避孕措施可能对生育和优生产生一定的影响。医生会根据避孕措施给予适当的生育指导:如使用宫内节育器避孕的女性,要取环后过 1～3 个月再备孕;如服用复方短效避孕药的女性,停药后来过 1 次正常月经就可备孕;如服用长效避孕药的女性,停药后过 3～6 个月才可备孕;使用避孕套避孕的夫妇,停用即可准备怀孕了。

❺ 采集孕育史

孕育史包括月经史、妊娠史以及现有子女状况。一个人的孕育史可以反映:性发育情况、内分泌功能情况、生育能力情况、是否有遗传性疾病或是遗传性疾病的携带者等。完整的孕育史可以对受检夫妻的上述情况进行初步判断,提出进一步的诊治方案,并对是否能够生育、如何进行生育前的准备以及产前诊断提出指导性意见。

❻ 了解生活习惯

不良的生活习惯包括吸烟、吸毒、饮酒、染发等,这些不良的习惯对生殖细胞有所影响,使生殖细胞发生基因突变、染色体畸变以及染色体数量的增加或者减少、存活率低等情况。如果孕妇在孕期仍然保持这些生活习惯,则对胚胎和胎儿的生长发育也有严重的影响,例如孕妇饮酒,可以造成胎儿死亡、先天性畸形和发育异常,如"胎儿酒精中毒综合征";孕妇吸烟或被动吸烟会增加流产风险、影响胎儿发育、引起胎盘异常,甚至增加后代先天性畸形的风险;孕期使用海洛因等毒品,可能引起新生儿戒断综合征和其他妊娠并发症。因此,在孕前了解受检夫妻的生活习惯有利于指导其纠正这些对胎儿发育有影响的生活习惯,指导建立优良的生活习惯,促进胚胎和胎儿的正常发育。

❼ 采集环境毒物接触史

环境是指人所处的周围条件。环境一般分为自然环境和社会环境。环境优生学所涉及的环境主要是自然环境,包括生活环境和职业环境。环境有毒有害物质接触信息包括生物环境和职业环境的有毒有害物质的接触情况,这里面有物理因素(高温、噪声等)、化学因素(油漆、农药等)和生物因素(风疹病毒、弓形虫等)。孕前对受检夫妻所处环境进行了解和指导,尽量避免和降低不良环境的危害,为宝宝的健康发育创造良好的条件。

合理膳食,均衡营养 2

妊娠是孕育生命的一个漫长过程,而生命的孕育对营养的要求非常高。营养是胎儿健康发育的物质保障,孕前营养储备是保障胎儿生长发育所需要的各种营养素的前提,营养不良不仅影响胎儿的正常发育,还可能造成出生缺陷,甚至有些成年人疾病的起源为胎儿时期的营养不良。因此,备孕妇女的营养状况直接关系到孕育和哺育新生命的质量,并对妇女及其下一代的健康产生长期影响。备孕妇女膳食通常在一般人群膳食的基础上补充:调整孕前体重至适宜水平;常吃含铁丰富的食物、选用碘盐、孕前三个月开始补充叶酸;戒烟戒酒、保持健康生活方式。

孕前体重与新生儿出生体重、婴儿死亡率以及孕期并发症等不良妊娠结局有着密切关系。肥胖或低体重的育龄妇女是发生不良妊娠结局,如流产、死胎、先天异常等的高危人群,备孕妇女宜通过平衡膳食和适量运动来调整体重,使体质指数(BMI)达到 $18.5\sim23.9\ kg/m^2$ 范围。低体重(BMI< $18.5\ kg/m^2$)的备孕女性,可加强营养、适当锻炼来增重,每天可以 $1\sim2$ 次加餐。肥胖(BMI> $28.0\ kg/m^2$)的备孕女性,首先要改变不良的饮食习惯,降低进食速度,不要暴饮暴食,少吃高能量、高脂肪、高碳水的食物,多吃低碳水,富含膳食纤维、营养素、矿物质的食物;同时,每天要做 60 分钟的中等强度的有氧运动,如:快走、慢跑、游泳等。

大量的证据表明,孕期女性患有铁缺乏或缺铁性贫血对母体、胎儿会造成近期和远期的影响,对母体可增加妊娠期高血压、胎膜早破、产褥期感染等的发病风险;对胎儿可增加胎儿生长受限、死胎、死产、早产等的发病风险。备孕妇女如果患有铁缺乏或缺铁性贫血,备孕前应该经常摄入含铁丰富、利用率高的动物性食物,铁缺乏或缺铁性贫血应纠正后再备孕。动物肝脏、动物血、瘦肉是铁的良好来源。此外,蛋黄、豆类、某些蔬菜,也提供部分无机铁,不过利用率不高。

碘是合成甲状腺激素不可缺少的微量元素,碘缺乏引起甲状腺素合成

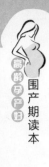

减少以及甲状腺功能减退,影响母体的新陈代谢,尤其是蛋白质的合成;同时孕期母体碘缺乏对胎儿智力和体格发育产生不良影响。碘的主要来源是海产品,如海带、紫菜、海产、鱼、虾、贝类;另外含碘食盐现在也已广泛推广,对我国防治地方性碘缺乏病,减少克汀病的发生起到了良好的作用;备孕妇女除选用碘盐外,还应每周摄入 1 次富含碘的海产品。

叶酸是 B 族维生素中的一种,是一种人体必需维生素,对人体代谢、组织生长和机体发育都有很重要的作用,胎儿神经管的正常发育需要叶酸参与。叶酸缺乏会引起白细胞减少症、神经管畸形、先天性心脏病、唇腭裂、自然流产发生率增加、孕妇先兆子痫风险增高等。人类自身不能合成叶酸,只能通过食物或增补剂摄取。无高危因素的妇女,孕前 3 个月至孕满 3 个月,每天补 0.4 mg 或 0.8 mg 的叶酸;怀孕过或生过神经管畸形儿的女性,孕前 1 个月至孕满 3 个月,每天补 4 mg 的叶酸;患有癫痫、肥胖、糖尿病的女性,孕前 3 个月至孕满 3 个月,每天补 0.8～1.0 mg 的叶酸;正在服用卡马西平、二甲双胍等药物的女性,孕前 3 个月至孕满 3 个月,每天补 0.8～1.0 mg 的叶酸;患有胃肠道吸收不良疾病的女性,孕前 3 个月至孕满 3 个月,每天补 0.8～1.0 mg 的叶酸。通过科学地补充叶酸,减少胎儿出生缺陷的发生,备孕的爸爸和妈妈一起补叶酸,更有益于优生。在服用叶酸增补剂的同时,备孕的夫妇还应多吃些富含叶酸的食物,叶酸广泛存在于绿叶蔬菜(如菠菜)、花菜、西红柿、胡萝卜、水果(柑橘、西瓜)、动物肝肾、牛肉、酵母、蘑菇及鸡肉中。

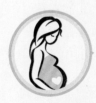

3　良好的行为方式

孕前行为方式与受孕能力、胎儿质量和优生优育密切相关,良好的行为方式能提高受孕能力、有利于优生优育,降低出生缺陷的发生。孕前 3 个月开始,备孕的夫妇要做到:不吸烟、不喝酒、少饮咖啡或含咖啡因的饮品、少喝碳酸饮料;不吃生食、少吃熏制、腌制食品、远离毒品和成瘾性药品;少用化妆品,尽量选择使用无香料、低酒精、无刺激性的霜剂或乳液;保持良好的卫生习惯,特别注意口腔卫生;适量运动,每天做到 30～60 分钟的轻度、中度有氧运动。

健康的心理状况 4

大量研究表明,女性怀孕期间的心理状态与情绪变化直接影响着体内胎儿的生长发育,也影响着孩子成年后的心理素质和性格的形成。因此,帮助孕妇及其家庭成员了解孕期可能产生的身心变化,在备孕期间做好充分的心理准备,是保障母子健康的基础。

焦虑和紧张是备孕期妇女的典型心理特点。尽管生育宝宝是家庭美好的期待,但是依然有很多备孕妈咪会对怀孕抱有焦虑、恐惧的心理。引起心理变化的普遍因素主要有:自己无法成功怀孕,怀孕后行动不便,孩子是否健康,孕期并发症,产后没能力带好孩子,丈夫和家庭不能给予充分的支持等。经常处于焦虑状态中的孕产妇,自身的免疫力会大大削弱,很容易感染疾病,影响母子健康。

高龄女性在备孕期间有时还会出现极端情绪,甚至会出现精神障碍的相关症状。例如,恐惧情绪扩张,明显表现出焦虑症的一系列症状;还有一些女性出现入睡困难、多梦、噩梦、早醒等症状;另外,还有一些抑郁症的典型临床症状,这些都需要特别关注,及时进行心理干预,必要时进行药物治疗。

① 孕前首先要通过心理调节消除对怀孕和分娩的恐惧心理,包括怀孕会使身材和容貌发生变化,害怕分娩生产时的疼痛,担心自己没能力带好孩子等恐惧情绪。帮助高龄女性尽早消除心理压力,相信可以顺利度过孕期,一定能生出健康快乐的小宝宝。

② 要帮助备孕女性保持乐观和平静的心态,通过健康教育让备孕妇女意识到怀孕、分娩不是疾病,而是正常的生理过程,是绝大多数女性都要经历的。通过心理辅导帮助她们以一种平和、自然的心境迎接怀孕和分娩的到来,坚信自己能够孕育健康的小宝宝,完成将他(她)平安带到这个世界上的使命,引发母亲的自豪感和自信心。

③ 如果备孕的准妈妈确有抑郁症和焦虑症等明显精神障碍倾向,需要进一步进行临床诊断和心理治疗,恢复正常后再备孕。为了迎接新生命的到来,特别是高龄夫妻更要共同做好怀孕的心理准备,彼此增进情感交流,

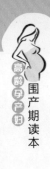

建立和谐家庭,相互理解、支持和帮助。

　　孕前一级预防以提高出生人口素质,减少出生缺陷和先天残疾发生为宗旨,为准备怀孕的夫妻提供孕前优生健康教育、孕前健康状况检查与评估、孕前健康咨询与指导为主要内容的孕前保健服务。孕前保健是孕期保健的前提,是出生缺陷一级预防的重要手段,也是出生缺陷预防的关键环节,高龄夫妇如果近期有生育的计划,请一定要做好孕前一级预防,科学备孕。

(编者:吴虹桥)

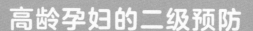

高龄孕妇的二级预防

出生缺陷二级预防的主要目的是减少出生缺陷儿的出生。 目前，二级预防是通过孕期的产前筛查和产前诊断识别胎儿的严重先天缺陷，早期发现、早期诊断减少缺陷患儿的出生。 如严重先天性心脏病在孕期 20 周可作超声检查查出。

预防时间：整个孕期

预防人群：孕期女性

预防目的：减少出生缺陷儿的出生

预防措施：产前筛查、产前诊断为主的围产期保健

高龄孕妇二级预防的现状 1

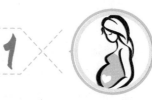

在我国，随着高龄孕产妇的增加，出生缺陷率不断攀升，高龄孕妇是产前筛查与诊断漏诊的主要原因之一，因此高龄产妇的产前筛查和诊断特别重要。国内外普遍将高龄孕妇纳为介入性产前诊断指征。母亲年龄越大，胎儿染色体异常的概率越大。预产年龄为 35 岁时，其胎儿染色体异常的发生率为 0.4％；如果孕妇为 40 岁，则上升为 1.4％；而小于 35 岁的普通人群中胎儿染色体异常的发生率平均为 1：800。除此以外，对于高龄妈妈来说胎儿发生无脑儿、脊柱裂、兔唇、四肢异常等结构畸形的风险也会上升。通常人群中发生此类结构畸形的概率不超过 5％，但是现在的研究表明随着母亲年龄的增加，胎儿结构畸形概率明显上升。

对于大部分高龄孕妇来说，怀孕不是件容易的事情。有的是结婚晚，有的是多年不育，还有的是经历千辛万苦做试管婴儿怀孕的，他们更加珍惜这得来不易的胎儿，特别是对有的人来说，这可能是他们孕育孩子的最后机会。

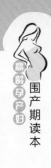

❷ 对于高龄孕妇常用的产前检查有哪些？

首先,推荐的是细胞学产前诊断,也就是通过绒毛活检或者羊水穿刺等方式取材后,进行细胞培养和染色体核型分析来准确判断胎儿重大染色体疾病。根据我国产前诊断管理办法,对于高龄初产妇应当进行产前诊断。其优点是:准确性高,对经典型21-三体等胎儿染色体数目异常类疾病准确性几乎100％,一直被誉为产前诊断金标准。缺点是:有创性,有一定的流产风险;有一定的技术局限性,只能解决较明显的染色体异常情况;技术要求很高,需要经验丰富的医生进行操作;报告周期长。

随着技术的发展,产前诊断逐渐迈入了分子产前诊断。在细胞学产前诊断的基础上,应用基因芯片、一代测序和高通量测序等方法更精密地判断胎儿是否患有染色体微小结构异常的遗传疾病。

尽管产前诊断能很明确地判断胎儿染色体异常的情况,但是很多高龄孕妇仍会对产前诊断存在诸多顾虑(比如流产的风险),那么这些孕妈妈如何降低胎儿罹患遗传病的风险呢？这个时候可以考虑外周血胎儿游离DNA产前筛查。该技术通过高通量测序技术检测孕妇血液中极微量的胎儿DNA来判断胎儿是否患有遗传病(目前针对21-三体、18-三体、13-三体)。优点是:准确性高,21-三体检出能力大约在95％;无创性,是不愿意接受羊水穿刺高危孕妇不错的替选方法。缺点是:对技术要求很高,阳性结果仍然需要进行产前诊断确认。现阶段,我们国家将高龄孕妇作为这项技术的慎用人群,但对产前诊断流产风险有所顾虑的高龄孕妇是可以选择的。随着健康教育的普及,这个技术越来越多的被高龄孕妇所接受。

为什么在这里没有提到血清学产前筛查呢？因为这项技术其实不适用于高龄孕妇,这项检测妊娠年龄一旦超过35周岁,那么结果就会显示为高风险或临界风险。按照目前的临床技术规范要求,血清学筛查高风险的孕妇都是要进一步接受产前诊断的。

当然,除了上面的技术以外,高龄孕妇还应当特别注意产前超声检查:在怀孕18～24周对胎儿进行系统的超声检查。主要观察胎儿重要器官的形态结构,发现胎儿是否有致死或严重致残性畸形。优点是:实时、快捷、方便、经济、准确率高、对胎儿无损伤。缺点是:当孕妇过于肥胖、合并子宫肌瘤、羊水过少、子宫畸形、双胎、多胎、胎儿体位不佳、复杂畸形和孕晚期胎头入盆及胎头颅骨骨化时,有时不能清晰显示某些胎儿结构。如果产前超声发现胎儿存在畸形,还能选择胎儿磁共振(MRI)进一步产前诊断。优点是:具有很高的软组织分辨率,能很好地显示较大病变与周围组织的关系及双胎复杂畸形,胎龄越大,检查效果越好。对胎儿中枢神经系统显示良好,是最有可能弥补超声的不足,提供额外诊断信息的系统。缺点是:价格相对较贵,对胎儿心脏和四肢的诊断效果目前略差,对孕周很小、羊水过多且胎动强烈的胎儿显示效果较差。

高龄孕妇二级预防的建议 2

越来越多的高龄孕妇人群,面对诸多的产前筛查和诊断技术,何选择最佳的方案,最大限度地检出染色体异常的胎儿,尽可能减少介入性产前诊断,甚为纠结。其实,高龄准妈妈们只要在专业的产前咨询医生指导下,可以很方便地做出决定。

(1)怀孕 10 周后就应当开始考虑产前筛查了。根据目前我国相关的管理办法与技术规范,不建议选择血清学产前筛查,因为高龄本身就是产前筛查的高风险。

(2)怀孕 16~23 周左右,如果您的身体状况很棒,没有流产史、流产迹象、近期没有感染、凝血功能正常等等,自己对穿刺有创性的检查也不是特别恐惧,产前超声检查没有发现明显的异常,可以选择羊水穿刺细胞学产前诊断,但一定要到正规的产前诊断机构。

(3)如果您有流产史、孕期有流产迹象、近期有严重感染、凝血功能异常等时,或者自己非常排斥穿刺有创性检查,那么在 12~22 周可以选择孕妇外周血胎儿游离 DNA 产前检查,但也一定要到正规的产前筛查与诊断机构。

(4)如果孕妇外周血胎儿游离 DNA 产前筛查为高风险,那一定要尽快地接受细胞学产前诊断,甚至需要考虑分子产前诊断。

(5)如果孕妇外周血胎儿游离 DNA 产前筛查结果是低风险,需要关注产前超声的检查,一旦出现超声检查的异常情况,一定要及时接受遗传咨询。

(6)如果您在产前超声检查时发现胎儿异常,请一定直接到正规的产前

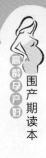

诊断机构接受遗传咨询,一般应当接受细胞学产前诊断,同时考虑进行分子产前诊断。产前超声异常情况非常复杂,要具体情况具体分析。

　　总之一句话,虽然和一般人相比,高龄孕妇胎儿出生缺陷风险会增加,但也不用过分焦虑,您只需要格外地关爱自己和宝宝,除了更加重视围产期保健之外,请一定要重视产前筛查与诊断!

(编者:张　玢)

高龄孕妇的三级预防

出生缺陷三级预防是指出生缺陷患儿出生后采取及时、有效的诊断、治疗和康复，以提高患儿的生活质量，防止病残，促进健康，以新生儿疾病筛查为主要手段。

预防时间：新生儿期

预防人群：活产新生儿

预防目的：避免出生缺陷儿的严重后果

预防措施：新生儿疾病筛查为主的围产期保健

新生儿疾病筛查 **1**

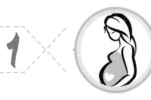

新生儿筛查包括遗传代谢病筛查和听力筛查。

遗传代谢病筛查是针对刚出生的新生儿进行的一项特殊的血液检查。利用新生儿的几滴血，即可对一些危及儿童生命、危害儿童生长发育、导致儿童智能障碍的一些先天性疾病、遗传性疾病进行筛检。通过新生儿筛查可以找出那些可能患有此类疾病的宝宝，从而在早期进行及时诊断、治疗，避免身体出现不可逆的伤害，保证儿童正常的体格发育和智能发育。说得通俗一点，就是宝宝出生了，在没有出现临床表现之前，通过足跟血的检测尽早地发现一些疾病，尽早地治疗，避免对宝宝造成不良的影响，相当于宝宝出生后的第一道"安检"。

听力筛查是通过耳声发射、自动听性脑干反应和声阻抗等电生理学检测，在新生儿出生后自然睡眠或安静的状态下进行的客观、快速和无创的检查。听力筛查未通过的进行复筛或听力诊断，以尽早发现听力障碍患儿，及时进行治疗。

世界卫生组织对于一种疾病是否可以筛查、是否有必要筛查有几点原则，其中最重要的有以下几点：疾病有一定的发病率、疾病具有一定的危害

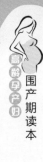
性、筛查的方法简单、筛查之后有后续的诊断治疗方法。新生儿疾病筛查的普及是国际上公认的 20 世纪公共卫生领域最成功的筛查项目，对预防出生缺陷、提高人口素质发挥着积极的作用。

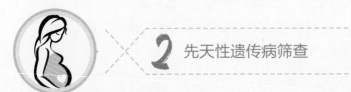

2 先天性遗传病筛查

先天性遗传代谢病，顾名思义，是由遗传因素引起的代谢方面的疾病。由于是代谢功能的异常，这一类宝宝大多数都是出生以后一段时间开始有临床表现，有的甚至要到儿童期或者成年期才发病，因此往往是被大多数家长和医生忽视的。许多家长会有疑问，发病率这么低的疾病，怎么会这么巧就发生在我们家宝宝身上。而且，父母双方都是健康的，怎么会生出一个有遗传问题的宝宝呢？

虽然遗传代谢病发病率很低，但它的危害是不容忽视的，家长不可存在侥幸心理。与 PKU 类似的这一类遗传代谢病已确定的有 7 000 多种，常见的也有 500～600 种，虽然单一病种的发病率较低，但这一类疾病总体的发病率不低，大约可达 1/5 000～1/3 000。我国人口众多，这一类疾病的人群不可忽视。大部分遗传代谢病为常染色体隐性遗传病，也就是父母双方都是致病基因的携带者，虽然家长不会有致病的临床表现，但当父母都将携带的致病基因遗传给宝宝时，宝宝就很可能因此导致遗传代谢疾病。

遗传代谢病大致有两种方案：传统版（苯丙酮尿症、先天性甲状腺功能减低症两种遗传代谢性疾病筛查）和拓展版（29 种遗传代谢病筛查）。目前大部分先进地区都进行了新生儿筛查病种的拓展，应用串联质谱技术进行多种遗传代谢病筛查。串联质谱技术是一种高灵敏性、高特异性、高选择性及快速检测的新生儿遗传代谢疾病筛查技术，只需一滴血通过一次检测，同时进行 20～30 多种遗传代谢病的筛查，其中包括氨基酸、有机酸和脂肪酸代谢性疾病，极大地扩大了筛查病种，为遗传性代谢病的预防开辟了新的领域，也为新生儿遗传代谢病诊断和针对性治疗提供了有效依据。

高龄孕妇三级预防
的建议 **3**

目前尚没有针对高龄孕妇三级预防的特殊手段，一般高龄孕妇的新生儿也是按照常规的新生儿疾病筛查策略。和其他人群一样，当您进行新生儿疾病筛查时，需要注意的是：

❶ 正规医疗机构

基于新生儿疾病筛查的重要性和特殊性，国家对开展新筛的机构有明确的规定，要求机构在卫生行政部门的监督管理、国家卫健委质量控制下开展工作。对于机构的要求，更侧重于从样本采集、筛查、诊断、到治疗的全流程管理，同时也要求人员培训的持续性。按江苏省卫健委要求，从事新筛工作的相关人员必须每三年接受省培训，并获得合格证书。

❷ 积极配合

全流程筛查的意义在于能够向筛查出的高危人群提供后续的诊断和治疗，尤其是对于确诊遗传代谢病的患儿，规范合理的治疗和随访非常重要！"重筛查、轻诊断、轻治疗"不仅违背了筛查工作的初衷，也带来了大量的医疗安全问题！曾在某些地区看到这样的患儿：出生后一个月内筛查发现可疑阳性，诊断明确，但由于未及时治疗、治疗不规范或治疗依从性差，造成了严重智力低下、癫痫，给家庭带来了巨大的痛苦和经济负担！因此切忌只筛不治！当您接到筛查中心电话，要求召回复筛时，请一定要及时配合！

（编者：虞　斌）

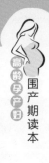
高龄孕妇的遗传咨询

遗传咨询是联合人类基因组技术和人类遗传学知识，为患者开展遗传咨询、基因诊断、遗传病治疗等相关医学服务。遗传咨询人员以通俗易懂的方式将先进的分子遗传检测技术宣传给大众，同时提供合理建议及临床解决方案。因此，为了保障全民健康，降低出生缺陷，开展出生缺陷遗传咨询势在必行，遗传咨询是产前诊断必不可少的环节。检测前咨询应考虑检测的潜在风险和益处，包括检测阳性结果对孕妇心理和精神的影响。

下面，以几个临床常见情况解说高龄孕妇产前遗传咨询的必要性。

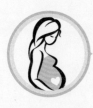 **1** 高龄孕妇选择直接产前诊断还是无创 DNA 筛查（NIPT）？

随着育龄妇女的年龄增加，特别 35 周岁以上的孕妇，胎儿唐氏综合征发病率随着孕妇年龄增加而明显增加，这是由于高龄妇女基本卵泡数减少，促卵泡生成素（FSH）升高，卵泡期明显缩短，月经周期也变短，导致卵泡质量下降，最常见的现象是卵子在减数分裂过程中出现染色体不分离，这种卵子受精会导致非整倍体胎儿问世了，这些患儿目前无法根治，只能康复治疗，给个人、家庭、社会都造成沉重的经济及精神负担。

现阶段我们国家将高龄孕妇纳入产前诊断的范围。近年来，无创 DNA 筛查（NIPT）在临床广泛应用，将高龄孕妇纳入慎用人群。大量数据表明 NIPT 对超高龄孕妇（大于 40 岁）的唐氏综合征筛查阳性预测值比普通人群高，并且随着 NIPT 的使用羊水穿刺等侵入型产前诊断降低 40%～76%！整体而言，高龄孕妇应当接受产前诊断，但考虑到流产等风险，高龄孕妇如拒绝产前诊断还可以选择 NIPT。具体来说：

（1）如果高龄孕妇已孕育过健康的孩子，或者早孕 B 超筛查结果正常，或者孕妇是通过 IVF 受孕等获得的珍贵儿，还有是存在产前诊断禁忌证（流产风险、肝功能不正常、出凝血异常、发热等），这些高龄孕妇可以考虑选择 NIPT，同时应当了解 NIPT 不能筛查神经管缺陷（NTD），NIPT 筛查低风险一定要结合中孕系统 B 超筛查进行联合咨询。

（2）如果有不良孕产史的高龄孕妇（不明原因的反复流产或死胎死产、曾生育过单基因遗传病患儿、曾孕育过不明原因智力低下或先天畸形儿等）应该考虑产前诊断（传统核型，建议增加基因芯片 CMA 检测）。对单基因遗传病患儿基因诊断明确的高龄孕妇应当选择单基因遗传病产前诊断。

如果高龄孕妇 NIPT 低风险，但是 24 周系统 B 超（俗称大排畸筛查）或中孕后期发现胎儿结构发育异常，这些情况应该如何处理？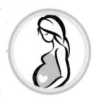

一旦发现存在上述这些情况，首先寻找环境因素，然后考虑遗传因素，进行基因检测。以胎儿侧脑室增宽为例，不仅要考虑胎儿是否有宫内感染（巨细胞病毒、弓形虫），胎儿是否存在严重的贫血情况，孕妇血清存在抗胎儿血小板抗体（AIT）导致胎儿同种异体血小板减少症；最后考虑遗传因素引起侧脑室增宽。侧脑室增宽程度是临床预后的经验指标，小于 12 mm 安全仅需随访。12～15 mm 轻度增宽，大于 15 mm 明显增宽，属于脑积水，头围增大，应进行基因检测。孤立侧脑室增宽病例基因芯片检出率为 7.3%，同时合并其他畸形检出率为 17.3%。基因芯片结果正常可以考虑产前全基因组外显子测序，可以发现由 L1CAM 基因变异等致病因素。

双胎产前筛查及产前诊断面临"困窘"！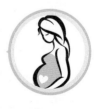

随着"二孩"政策的实施和辅助生殖技术的开展，近年来包括双胎妊娠在内的多胎妊娠发生率明显增高，且有继续上升的趋势。双胎妊娠较单胎妊娠而言，胎儿出生缺陷的发生率和流产率均明显增高。双胎妊娠的产前

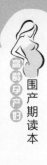

筛查与产前诊断问题一直是产科和胎儿医学面临的难题。双胎妊娠胎儿染色体非整倍体疾病筛查工作尤为复杂，主要表现在合子性质的影响、筛查方案的选择以及后续工作的处理等方面。妊娠早期或妊娠中期通过超声检查可以确诊绒毛膜状态，双胎妊娠的合子性质非常重要，主要是因为不同性质合子的双胎在筛查中风险率的计算模式是完全不同的。

不建议双胎妊娠单独使用传统中孕期血清学筛查，但是无创 DNA 产前检测（NIPT）的筛查可以使用。不过应该注意到双绒毛膜性双胎妊娠中，每个胎儿向母体循环产生的 DNA 量是不同的，此外，双胎妊娠的无创 DNA 检测失败率明显高于单胎妊娠。如果双胎妊娠一胚停育，现有研究表明母体外周血中间隔 8 周以后停育胎儿的游离 DNA 才会消失，所以这种情况下需要 8 周后才能做 NIPT。在双卵双胎妊娠，年龄 32 岁（也有研究采用 31 岁或 33 岁）时胎儿发生染色体异常的风险与单胎妊娠孕妇年龄 35 岁时相近。也就意味着需对＞32 岁的双卵双胎孕妇提供入侵性产前诊断的选择。目前国内的双胎妊娠指南未将对母亲年龄≥32 岁以上的双卵双胎妊娠需要做入侵性产前诊断写入双胎妊娠推荐。所以，双胎孕妇应在早孕时期及时确定合子性质，在产前诊断医生指导进行适宜产前诊断方案选择。

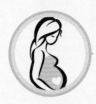 **4 曾生育遗传代谢患儿孕妇如何进行产前诊断？**

除 OCT 基因为 X 染色体遗传外，绝大部分遗传代谢病属于常染色体隐性遗传，患儿的父母亲都是正常携带者，兄弟姐妹再发风险为 25%。我们以临床最常见苯丙酮尿症（PKU）为例，经典 PKU 患者是由于 PAH 基因突变引起，患者通常有两个突变位点，分别来自父母亲，传统产前诊断可以通过早孕期 11～14 周线毛取样或者中孕期 19～23 周羊膜腔穿刺来确定胎儿基因，也有通过羊水细胞中 PAH 酶活性或者羊水中苯丙氨酸酪氨酸比例判定胎儿情况。如果夫妻不能容忍 25% 的再发风险，同时经济条件允许下可以考虑胚胎植入前诊断（PGD），从体外培养囊胚的外层取 5～6 细胞，经过单细胞 PCR 扩增来检测胎儿基因型，将正常胚胎移入宫内，减少流产风险。PAH 基因携带者婚配必须了解配偶 PAH 情况，评估后代 PKU 发病风险；

PKU 患者婚配同样要了解配偶基因型,女性患者孕期严格控制苯丙氨酸摄入量,维持血清中苯丙氨酸浓度在 2~6 mg/dl 范围里,避免胎儿神经系统受到损伤。

产前基因检测前咨询应考虑检测的潜在风险和益处,包括检测阳性结果对孕妇心理和精神的影响。精准产前诊断服务是必不可少的! 不仅要有专业的产前诊断专家团队,还需其他学科积极参与,权衡宫内干预给母体和胎儿可能带来的风险与益处,同时应该杜绝过度医疗!

(编者:刘建兵)

3 高龄孕产妇的围产期保健

高龄孕产妇生育全程管理

国际妇产科联盟（International Federation of Gynecology and Obstetrics，FIGO）将分娩年龄≥35岁的妊娠定义为高龄妊娠，此时期的孕产妇称之为高龄孕产妇。高龄妇女的受孕率下降，妊娠后出现流产、胎儿畸形、妊娠期并发症、合并症的发生风险均增加。除了上述的出生缺陷问题，作为高龄女性，孕前、孕期、产时和产后分别要注意哪些方面呢？

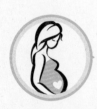 高龄女性的孕前管理

❶ 控制体重

随着年龄的增长，女性机体的代谢能力逐渐下降，机体的脂肪增长较显著。肥胖妇女发生妊娠期糖尿病、妊娠期高血压、产后出血的风险明显增加。因此，高龄育龄期妇女计划妊娠前，控制体重是必须且有益的，尽量将妊娠前 BMI 控制在 $18.5\sim23.9\,\mathrm{kg/m^2}$。

❷ 孕前体检

妊娠是特殊时期，对孕产妇的身体状况有一定的要求，随着年龄的增长，合并症相对增多，建议高龄育龄期妇女在计划妊娠前与丈夫一起到专业

医疗机构做一次全面的体检。体检必查项目包括：血常规；尿常规；血型（ABO 和 Rh 血型）；肝功能；肾功能；空腹血糖水平；甲状腺功能检测；HBsAg 筛查；梅毒血清抗体筛查；HIV 筛查；子宫颈细胞学检查（1 年内未查者）；如患高血压及心脏疾病的高龄妇女需进行心功能检查及评估，患免疫系统疾病的高龄妇女应行相关的免疫抗体检查等；地中海贫血筛查（广东、广西、海南、湖南、湖北、四川、重庆等地区）。备查项目：基础性激素的测定；阴道分泌物检查（常规检查，以及淋球菌、沙眼衣原体检查）；75 g 口服葡萄糖耐量试验（OGTT）；血脂水平检查；TORCH 筛查；妇科超声检查；心电图检查；胸部 X 线检查。医师根据实际情况做出关于是否适应妊娠、妊娠时机、预防措施、早期筛查异常情况、早期干预等方面的指导，有利于提高妊娠的安全性和质量。

❸ 遗传咨询

既往有不良孕产史，如复发性流产、习惯性流产、死胎、死产、新生儿出生缺陷等；夫妻双方之一有染色体异常的高龄妇女，必须进行遗传咨询。医师会评估是否可以生育、不宜生育或妊娠后结合产前诊断结果再决定是否继续妊娠等。同时会给出适宜的产前检查方法。

❹ 孕前营养与自我保健

避免接触有毒有害物质和宠物；改变不良生活方式；避免高强度的工作、高噪音环境和家庭暴力。保持心理健康、合理选择运动方式。补充叶酸 0.4～0.8 mg/d 或经循证医学验证的含叶酸的复合维生素。

高龄孕产妇的孕期管理 2

根据目前我国孕期保健的现状和产前检查项目的需要，《孕前和孕期保健指南（2018）》推荐的孕期检查孕周分别为：妊娠 6～13^{+6} 周，14～19^{+6} 周，20～24 周，25～28 周，29～32 周，33～36 周，37～41 周。共 7～11 次。高龄孕妇酌情增加产检次数外，妊娠不同时期还应注意以下几个方面：

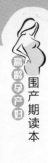
⏺ 妊娠早期的注意事项

1. 高龄孕妇应在孕早期（3个月内）建立保健手册，详细登记高危因素并进行妊娠风险筛查和动态评估。我国按妊娠合并症及并发症，对疾病严重程度进行了分级。由轻至重分为，绿色、黄色、橙色、红色、紫色。

（1）如果医生评估后在母子健康手册封面张贴了"黄色条"（年龄≥35岁），由二级医院行孕产期保健服务及住院分娩；如有异常，尽快到三级医疗机构就诊。

（2）如果医生评估后在母子健康手册封面张贴了"橙色条"（年龄≥40岁），说明病情较严重，需重视，由县级及以上孕产妇危急重症救治中心或三级医疗机构进行孕产期保健服务及住院分娩。

（3）如果医生评估后在母子健康手册封面张贴了"红色条"的孕产妇，病情很危重，孕妇需应尽快到三级医疗机构接受评估以明确是否适应继续妊娠，如适宜继续妊娠，由市级及以上孕产妇危急重症救治中心进行孕产期保健服务及住院分娩。

（4）对妊娠风险分级为"紫色"的孕产妇，应严格按照当地传染病防治相关管理规定，转诊至指定医疗机构进行孕产期保健服务及住院分娩。

2. 建议在孕6～8周行B超检查，核实孕周并明确是否宫内妊娠、胚胎数量（多胎妊娠应了解其绒毛膜性）、胚芽大小、胎心是否存在、剖宫产术后再次妊娠者应注意受精卵的着床位置等。

3. 高龄孕妇的早期流产率高，需重视孕早期的症状，如阴道流血、腹痛等，及早发现异常并及时治疗。

4. 检测空腹血糖水平及肝肾功能情况等。由于高龄孕妇发生妊娠期糖尿病的风险高，建议孕前未诊断糖尿病的高龄孕妇在孕早期要进行空腹血糖监测，如空腹血糖（FPG）≥5.1 mmol/L，应给予饮食运动指导。

5. 监测血压变化，注意头痛、头晕等自觉症状。

6. 树立妊娠的信心，合理饮食，保证睡眠，适宜运动，控制体重。

⏺ 妊娠早期阴道出血知多少?

阴道出血是怀孕期间最常见的急诊情况，在怀孕的各个时期都可以出现。怀孕任何时期出现的阴道出血，无论多少，都应当引起重视，要尽快就诊。下面我们一起了解一下常见的出血原因：

（一）先兆流产

先兆流产指妊娠 28 周前，出现少量阴道流血和（或）下腹疼痛，宫口未开，胎膜未破，妊娠物尚未排出，子宫大小与停经周数相符者；早期先兆流产临床表现常为停经后有早孕反应，以后出现阴道少量流血，或时下时止，或淋漓不断，持续数日或数周，无腹痛或有轻微下腹胀痛，腰痛及下腹坠胀感。

先兆流产什么表现？

一般先兆流产的主要表现为怀孕后，阴道有少量出血，根据流血量和积聚在阴道内的时间不同，颜色可为鲜红色、粉红色或深褐色。有时伴有轻微下腹痛，胎动有下坠感、腰酸、腹胀。

先兆流产的原因？

先兆流产的原因比较多，例如孕卵异常、内分泌失调、胎盘功能失常、血型不合、母体全身性疾病、过度精神刺激、生殖器官畸形及炎症、外伤等，均可导致先兆流产。在早期自然流产中有 50%～60% 存在染色体异常。夫妻双方中如有一人染色体异常，即可传至子代，可导致流产或反复流产。

（二）宫外孕

正常情况下，卵子在输卵管里受精，然后由输卵管迁移到子宫腔安家落户，慢慢发育成胎儿。但因输卵管炎症等原因，受精卵在迁移的过程中出了问题，没有到达子宫，而在别的地方停留下来，就成了宫外孕，医学术语叫做异位妊娠。

小贴士

怎样预防先兆流产？

（1）注意劳逸结合，保持愉快的心情。孕早期避免下蹲动作，不做过重的体力活，尤其是增加腹压的负重劳动，如提水、搬重物等。保持心情舒畅，避免焦虑、紧张等不良情绪。

（2）禁止性生活。性生活时腹部收到挤压，同时宫颈收到的刺激也会诱发宫缩，所以在怀孕前3个月禁止性生活。

（3）注意生殖道炎症。保持外阴清洁，如有阴道炎症，应及时治疗。

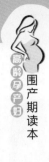
宫外孕分哪几类？

根据种植部位不同分为：输卵管妊娠、卵巢妊娠、腹腔妊娠、阔韧带妊娠、宫颈妊娠，其中输卵管妊娠占 95%。

哪些情况容易得宫外孕？

① 输卵管炎症；② 输卵管妊娠史或手术史；③ 输卵管发育不良或功能异常；④ 辅助生殖技术；⑤ 避孕失败；⑥ 子宫肌瘤或卵巢肿瘤压迫输卵管。

得了宫外孕什么表现？

典型症状为停经后腹痛与阴道出血，当腹腔内出血及剧烈腹痛时，可出现晕厥与休克，严重者可危及生命。检查时常下腹压痛明显，可出现宫颈举痛。

宫外孕可以吃药治疗吗？

当患者无药物禁忌证、宫外孕未发生破裂、妊娠囊直径≤4 cm、血 HCG<2 000 IU/L、无明显内出血时可考虑药物治疗。

宫外孕什么情况下要手术？

生命体征不稳定或有腹腔内出血征象者、诊断不明确者、病情有进展者（如血 HCG>3 000 IU/L 或持续升高、有胎心搏动、附件大包块）、随诊不可靠者、药物治疗有禁忌证或无效者。

宫外孕手术后还能生孩子吗？

输卵管妊娠行保守手术保留患侧输卵管，可以生育，但有滋养细胞残留，持续宫外孕可能，根治手术切除患侧输卵管，患者可靠对侧输卵管受孕，受孕概率下降。

宫外孕术后要注意什么？

① 每周复查血 HCG 至正常范围。② 禁盆浴、性生活 1 个月。③ 1 个月后门诊复查。④ 使用 MTX 者避孕至少半年。

（三）胚胎停育

胚胎停育（embryo damage）指早孕期由于受精卵缺陷、母体或外界等不利因素影响而导致胚胎死亡，超声检查结果常表现为枯萎卵、有胚芽无心管搏动、有形态不规则的胚芽或胎儿存在于孕囊。

胚胎停育分哪几类？

① 受精卵着床后未发育出胎芽，彩色超声表现为孕 7 周后仍未见胎芽只见一空（胎）囊。② 曾有胎芽发育但不久停育死亡，超声结果显示胎囊中

有胎芽但发育明显落后于孕周,同时没有胎心管搏动,胎囊大小符合孕周或萎陷变形,称为孕囊枯萎。

胚胎停育原因有哪些?

(1) 解剖学异常:早孕期胚胎停育的病因包括子宫畸形,如子宫发育不良、单角子宫、双子宫及子宫纵隔等;子宫异常,如宫腔粘连(Asherman综合征)、子宫肌瘤、子宫内膜疾病、宫颈功能不全等,这些均可影响宫腔内环境和子宫血供,从而影响胚胎着床和发育。

(2) 遗传异常:夫妻双方及胚胎存在染色体数量或结构异常、基因多态性、基因突变、遗传性血栓前状态、内分泌或生殖道结构异常等,均属于遗传异常。染色体异常是导致早孕期胚胎停育最常见的原因之一。占导致孕龄<8孕周胚胎停育的50%~60%。16号染色体臂间倒位亦可引起妊娠早期自然流产或胚胎停止发育。大Y染色体是指异染色质区延长使Y染色体长度≥18号染色体,患者精子发生各种异常(无精子、少精子、死精子、精子畸形),不育,生长发育迟缓等。

(3) 感染因素:导致早孕期胚胎停育的感染因素包括全身感染和女性生殖道感染。衣原体及支原体是导致女性生殖道感染的两种最主要病原体。可引起宫颈黏膜上皮损伤,造成宫腔内感染,从而损害胎膜完整性而引起胚胎停育。

(4) 免疫异常:同种免疫异常系指母胎之间免疫耐受机制发生异常,胚胎受到母体对其进行的免疫应答攻击从而产生排斥反应。受精卵在母体种植可视作为一种半同体异体移植,胚胎和母体通过复杂而特殊的免疫关系,使母体产生免疫耐受,使胚胎不被排斥。研究表明胚胎发育障碍的次数与免疫功能异常呈正相关。

(5) 内分泌异常:黄体功能不足(LPD)、泌乳素升高(PRL)、多囊卵巢综合征(PCOS)、甲状腺疾病等是引起胚胎停育的重要内分泌因素,可影响下丘脑—垂体—卵巢轴的功能,主要表现为孕激素及其代谢产物的分泌异常,从而引起早期流产。

(6) 血栓前状态易栓症:又称血液高凝状态,指凝血因子浓度升高,或凝血抑制物浓度降低而产生的血液易凝状态,尚未达到生成血栓的程度,或者形成的少量血栓正处于溶解状态。普遍的观点认为高凝状态使子宫胎盘部位血流状态改变,易形成局部微血栓,甚至胎盘梗死,使胎盘血供下降,胚胎

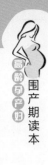
或胎儿缺血缺氧,引起胚胎或胎儿发育不良而流产。

(7) 环境因素:随着社会和科技的进步环境因素对早孕期胚胎停育的影响越来越受到重视。环境影响可损害或干扰生殖功能,导致胚胎停育。导致早孕期胚胎停育的环境因素主要包括 3 类:① 物理性因素:X 射线、微波、噪音及高温等。② 化学性因素:化学药物及电离辐射等;药品监督管理局将妊娠用药分为 5 级:A 级,B 级,C 级,D 级,X 级。A 级最安全,B 级需在医生指导下应用,C 级可能对胎儿有不良影响,需权衡利弊在医生指导下应用。③ 不良生活习惯:酗酒、吸烟、毒品等。

(8) 心理因素:情绪紧张使机体处于一种应激状态,破坏了原来的稳定状态,使体内神经免疫及内分泌紊乱,特别是孕激素的改变。体内孕激素水平下降,胚胎发育不良,造成胎儿停育。

(9) 创伤刺激:子宫创伤如手术、直接撞击或房事过度亦可导致胎停。

(10) 不明原因的胚胎停止发育:研究发现胎盘形成过程中血管功能不全和细胞凋亡,是导致胚胎停止发育的重要因素之一。蜕膜血管生成和血管生成因子如 VEGF、胎盘生长因子、血管生成素、基质金属蛋白酶、Notch 受体蛋白等异常表达,通过一系列级联反应,参与血管的发生,影响胎盘对胚胎的营养,致使胚胎停止发育的发生。

其实,很多影响因素目前在医学界还是有争议的,而且每个人情况都不同,医生无法给出"一是一、二是二"的肯定答案,但还是建议有胚胎停育史的患者做全面的孕前检查,对于没有异常流产史的高龄女性也建议备孕前全面检查,排除不孕或流产的基本因素,不打无准备之战,做到有备而孕,这也是高龄备孕女性心智成熟的表现。

胚胎停育会有什么症状?胚胎停育的初期有些人没有任何症状,有些人会有阴道出血、腹痛等症状。有的人恶心、呕吐等早孕反应会消失,如有的人原本乳房胀痛,突然觉得乳房不胀痛了等等。

综上所述,早孕期阴道出血,可能是先兆流产,也可能是宫外孕、胚胎停育、葡萄胎的表现,或者是宫颈病变如宫颈息肉等造成。为了区别究竟是哪种情况,医生需要了解病史,进行妇科检查、B 超,以及抽血检查,有时一次检查不足以做出准确判断,需要间隔 2~3 天再次化验。这时,准妈妈们一定要耐心地配合医生的检查和诊治。

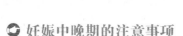 **妊娠中晚期的注意事项**

妊娠中晚期是胎儿生长发育及各种异常现象显现的重要阶段,除《孕前和孕期保健指南(2018)》规定的检查外,还应重视以下情况:

(一)胎儿畸形的筛查

妊娠中期是筛查胎儿染色体异常和结构畸形的重要时期,应严格按时间进行产前筛查及产前诊断。高龄孕妇首选侵入性产前诊断,拒绝行侵入性产前诊断或者有禁忌证的孕妇可考虑行无创产前基因检测(non-invasive prenatal testing,NIPT),但此方法有局限性。B超筛查建议在妊娠20～24周及28～30周进行,以除外胎儿结构异常及了解胎儿发育情况;必要时行MRI检查、基因检测等。

(二)加强监测血压

随着孕妇的年龄增加,动脉内膜出现增厚导致血管壁弹性减弱,超重和肥胖问题也开始出现,高血压的发生率呈上升趋势,妊娠期高血压疾病是高龄孕妇的常见并发症之一。因此,妊娠中期保健时应注意自我血压监测(尤其有高血压家族史者),注意有无头晕眼花、胸闷心悸等症状,若发现异常,及时就诊。

(三)进行血糖筛查

高龄孕妇的妊娠期糖尿病发生率是<25岁孕妇的5.5倍,同时高龄孕妇的高血糖水平所导致的胎儿畸形、妊娠期高血压、早产的风险也会增加。因此,在妊娠满24周后尽早行糖耐量筛查(OGTT),配合医生及时饮食或胰岛素控制血糖水平。

(四)分娩方式的评估与时机

高龄不是剖宫产术的指征,尤其是40岁以下的孕妇,其阴道分娩的成功率及安全性与适龄初产妇无显著差异;对有强烈剖宫产术分娩意愿的高龄孕妇可酌情放宽剖宫产术的指征。既往有剖宫产术史的高龄孕妇,有阴道试产意愿者经医生评估具备阴道试产条件时,可阴道试产。文献报道,高龄孕妇妊娠40周后发生胎死宫内的概率增高,建议年龄≥40岁的高龄孕妇在妊娠39～40周终止妊娠。

(五)不可大意的妊娠中晚期危险信号

1. **阴道出血** 无痛性阴道出血考虑前置胎盘可能,高龄孕妇因可能有过多次孕产史,多次清宫特别是无痛人工流产时过度刮宫致子宫内膜受损

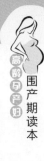

严重,引起子宫内膜变薄或子宫内膜炎,胎盘种植后由于血供不足,则通过扩大面积而获取更多的营养,故形成前置胎盘甚至中央型前置胎盘。产检发现前置胎盘后,应绝对禁止性生活,避免剧烈运动,保持大便通畅,若有阴道出血,及时就诊。孕晚期出现腹痛拒按伴阴道出血考虑要胎盘早剥可能,胎盘早剥是非常危险的急诊情况,可直接危及母儿生命,要赶紧到医院救治,以保母婴安全。

2. 瘙痒　如果全身广泛性瘙痒,尤其是在腹部和掌、趾部瘙痒更加严重些,可伴有轻度黄疸,肝功能检查 GPT 升高,就可诊断为妊娠期肝内胆汁淤积综合征,这种病症易引起胎儿窒息、早产、死胎、孕妇产后大出血等,因此孕妇一旦出现瘙痒症状,应做相关化验检查,及时发现尽早处理。

3. 水肿　如自我监测发现水肿日益加重,体重增加明显和伴有其他不适,如头晕、头痛、视物不清等,提示有妊娠期高血压疾病、子痫、脑血管意外、心力衰竭、肾衰竭等可能,应立即到医院检查和治疗。

4. 头晕、胸闷、心悸　头晕是怀孕期间经常会发生的现象,身体的循环系统出了任何小问题,都会引起轻微的头晕。血糖过低是比较常见的诱因,其他还有高血压、低血压、脑部疾病、贫血等原因。胸闷、心悸要考虑是否合并心脏病、甲亢等,出现以上情况要及时到医院就诊以明确原因并治疗。

5. 羊水过多或过少　羊水是维系胎儿生存的要素之一,羊水过多或过少都可能是胎儿病变的警讯。明显的羊水过多常伴有胎儿畸形,以神经系统、消化系统畸形最常见;如果羊水少于 300 ml 则称之为羊水过少,以胎儿泌尿系统畸形为主。羊水过少严重影响围产儿预后,羊水量少于 50 ml,围产儿病死率高达 88%。因此查出羊水异常应及时就诊和治疗,定期做好监测。

6. 胎位异常　俗称胎位不正如:臀位、横位。易发生胎膜早破、脐带脱垂、难产、产道裂伤、子宫破裂等。孕晚期一旦发生胎位异常必须加强产前检查,在医生指导下纠正胎位,如无法纠正,孕 37 周以后必须到医院住院。

🔵 临产征兆知多少?

一般来说,足月以后,宝宝随时可能出生。准妈妈的心情都会有些紧张,一有任何不适就很担心,不知道宝宝究竟什么时候到来。其实,当宝宝快要出世时,会给你一些暗示,提醒你宝宝就要和你见面了,这些暗示,我们就称之为临产征兆,临产分娩前通常有三大征兆。

1. 有规律的宫缩　子宫的收缩有规律,并逐渐加强。宫缩初期大概间隔十几分钟一次,且较轻微,随后宫缩强度会逐渐加深,宫缩频率加快,约3～5分钟一次,每次宫缩持续时间变长,会持续50～60秒。宫缩会引起腹痛,腹痛会一阵紧似一阵,肚子会从不舒服的压力感受到绷紧、拉扯的痛。有少数孕妇会出现腰酸症状,还会有见红的表现(这里要注意,不是每个准妈妈在临产前都会有见红的表现)。出现宫缩怎么办? 如果宫缩不规律或是形成规律但间隔时间较长,说明离分娩还有一段时间,可以在家休息,等阵痛达到规律的3～5分钟一次的时候再入院待产,二胎准妈妈要格外注意,有时宫缩不明显但也进入临产状态,一定要视情况而定。

2. 破水　临近分娩,包绕在胎儿周围的羊膜囊破裂而使囊内的羊水从阴道流出,就是我们说的破水。准妈妈该怎么判断自己是不是破水了呢? 破水的特征如下:准妈妈会感觉热的液体不受控制地从阴道流出,并且具有持续性,会一直觉得有液体流出。正常的羊水是无色透明的,可能含有胎脂等漂浮物。

小贴士

破水后怎么办?

(1) 准妈妈要注意,破水并不代表你马上就要生了,所以千万别慌!

(2) 不管在什么场合,有条件的情况下,先立即平躺下来,防止脐带脱垂和羊水的快速流出。

(3) 破水后,可以垫一些护理垫,需要准备干净的内裤和卫生护垫。

(4) 破水时间太长可能会导致宫内感染,所以,破水后一定及时去医院,尽量采取臀部垫高的姿势。

(5) 入院后,如果有宫缩可能就会进入分娩阶段,如果6~12小时内没有分娩迹象,为防止细菌感染,医生会适当使用抗生素预防感染并使用催产素来帮助准妈妈进入产程。

(6) 进入产程后,也不是所有的产妇就必须平躺在床上,胎头与宫颈贴得好的情况下,准妈妈可以下床上厕所,做些简单的活动。 入院后,医生和助产士都会根据你的情况给建议的。

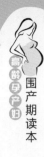

3. 见红　妊娠期间，会有黏稠带血迹的黏液栓子封堵住子宫颈，当临近分娩时，子宫收缩，宫颈扩张，胎膜和子宫壁逐渐分离摩擦就会引起血管破裂而出血，黏液栓子脱落和这些血液一起排出，就是人们俗称的"见红"。

见红有哪些特征？见红的颜色有茶褐色、粉红色、鲜红色。出血量一般比月经量少，质地较黏稠。见红大多在分娩临近时，阵痛发生前出现。但个体有差异，也有孕妇在分娩一周前或更早出现，还

小贴士

见红怎么办？

（1）如果只是出现淡淡的血丝，量也不多，准妈妈可以留在家里观察。

（2）如果见红后出现阵痛和破水应立即在家人的陪伴下去医院。

（3）需要注意的是，胎盘剥离引起血管破裂也会造成出血，一般出血量较大或呈鲜红色，这种情况请立即去医院就诊。

有的产妇已经进入产程也没有见红的表现。所以，准妈妈也不用过分纠结于见红这件事。

除了以上三个特征比较明显的临产征兆，准妈妈们在临产前通常还会有一些其他的感受，比如，胃部的压迫感消失，胃部有轻松感；腰酸或盆骨酸痛；阴道分泌物增多，为白色或透明的黏性分泌物等等。

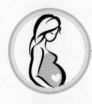 **3** 高龄孕产妇产时管理

🔴 高龄孕产妇产时有哪些危险因素

1. 产程异常　高龄孕产妇对能否安全分娩有很多顾虑，担心越多，精神、心理负担越重，精神过度紧张使大脑皮层功能紊乱，再加上进食不足及体力过多的消耗，均可导致宫缩乏力；由于骨盆、会阴肌肉弹性减退或骨质疏松，可能会出现产程进展异常；宫颈中的纤维组织弹性较差，有可能造成宫颈坚韧、不易扩张，难产率增加，阴道助产和剖宫产率随之增加，同时，也易出现胎儿窘迫和新生儿窒息。建议产程中，孕产妇需放松心情，宫缩时深呼吸，可选择镇痛分娩以减轻疼痛，配合助产士的指导。

2. 出血和损伤 这是高龄孕产妇常见的分娩期并发症。由于高龄经产妇更担心分娩过程中发生意外、产程中体力消耗大,产时引起宫缩乏力继而导致产后出血。第一胎是剖宫产的孕产妇,再次妊娠时有可能发生前置胎盘伴胎盘植入,这属于凶险性前置胎盘,不能经阴道分娩,剖宫产术中也多会发生凶险的大出血,危及产妇生命。如果前次是剖宫产手术,可导致盆腹腔粘连,周围脏器解剖位置改变,再次手术时可发生临近脏器如膀胱、输尿管、肠管的损伤,以膀胱损伤最为多见。

3. 羊水栓塞 高龄产妇是羊水栓塞的高发人群。

① 高龄经产妇如有过多次流产经历,可造成子宫内膜损伤、子宫壁变薄,宫颈内口可能存在不同程度的陈旧性损伤。

② 高龄初产妇宫颈较硬,宫口扩张缓慢,胎头娩出时易引起宫颈裂伤。

③ 分娩时的过强宫缩或各种不恰当的催产、引产是诱发羊水栓塞的重要原因。

○ 高龄孕产妇分娩注意事项?

生命的诞生是一个很自然、不需要太多人为干预的过程。所以高龄孕妈妈们一定要相信自己。如果产检显示胎位、骨盆大小等各项指标都很正常,就可以选择自然分娩。

1. 第一产程,要养精蓄锐 第一产程是三个产程中时间最长的。在这个阶段,正确的做法是找到感觉舒服的姿势休息,保持安静,养精蓄锐。在宫缩时,为了缓解疼痛,可以进行缓慢的深呼吸。这样既增加氧气的吸入,提高产妇血液中氧的含量,有利于补充胎儿在子宫内需要的氧气和消除子宫肌肉的疲劳,又能够转移注意力,使产妇保持镇静,协调宫缩进行。

2. 第二产程,要合理使劲 当宫口开全时,准妈妈会产生排便的感觉。这时就需要用力了。用力要配合宫缩进行,在宫缩高峰的时候有意识地施加腹压。先深呼吸,待空气吸入胸腔后憋住,然后像排便一样,向肛门的方向用力。分娩时,医生和助产士会指导产妇交互进行用力和放松,也就是在子宫收缩时用力,在收缩停止时放松。

3. 第三产程,要再次用力 胎儿娩出后,宫缩会有短暂性的停歇,之后,又会出现宫缩,以排出胎盘。这时,产妇可以按照第二产程的用力方法使劲,以加快胎盘娩出,减少出血。

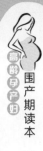
分娩过程要配合好助产士,听从指挥,如果用力不当会增加产程的艰辛程度;如果胎头娩出的关键时刻用力太过,会阴处可能产生较大的裂伤。

  4 高龄孕产妇的产后管理

⚙ 高龄孕产妇产后有哪些危险因素?

1. 产后身体恢复较慢　高龄孕产妇由于子宫肌纤维收缩及缩复功能较差,产后子宫复旧速度缓慢,使产后宫缩痛更明显;由于胃肠功能减退,肠蠕动减慢,加之产后活动少,故手术后排气、排尿时间均延迟,易发生肠胀气和尿潴留。建议产后尽早下床活动,适当进行产后修复操。

2. 静脉血栓　妊娠期间孕产妇血液处于高凝状态、下腔静脉受增大的子宫压迫致下肢血回流障碍,加之分娩后产妇活动减少、特别是剖宫产术后第 1 天卧床,如果再合并有孕期卧床保胎治疗、妊娠期高血压疾病、体形肥胖,或既往有心脏病、血栓史等病史均增加静脉血栓形成的风险,故产后下地活动时应警惕肺栓塞的发生。

3. 腹腔粘连　既往腹腔手术史,再次手术时有可能发生肠梗阻或者远期出现慢性下腹痛。

4. 远期疾病　高龄妇女如妊娠期患有子痫前期、妊娠糖尿病、肥胖(特别是孕前肥胖)等,可增加其远期发生多种心血管疾病的风险。美国心脏学会在关于女性心脏病防治指南中,首次明确地将有子痫前期病史和 GDM 病史的女性列为心血管疾病的危险因素,这类患者还易患血脂异常、亚临床动脉粥样硬化、代谢综合征等。

5. 产后抑郁　产程异常,加之年龄的影响,高龄孕产妇的产后抑郁症的发生率升高。家人需注意产妇的情绪变化,及时与医生沟通,做到尽早发现、及时治疗。

高龄孕产妇产后容易出现的不适症状及应对方法

1. 体温略高　在分娩后的 24 小时内,产妇的体温会略高,一般不超过 38℃,且逐渐恢复到正常范围。

2. 宫缩痛　刚分娩后,产妇会因为宫缩而引起下腹部阵发性疼痛,这叫"宫缩痛",一般 2～3 天后自然消失。高龄产妇产后宫缩痛更明显,不需特殊用药。

3. 伤口疼痛　分娩过程中,胎儿通过阴道、会阴时对局部组织造成一些裂伤,或者侧切术,缝合修复后伤口疼痛,可通过热敷缓解。剖宫产手术后麻醉药作用逐渐消失,伤口的疼痛就变得真真切切,这时侧卧可以减轻身体移动时对伤口的牵拉而引起疼痛,必要时可在医生指导下服用一些止痛药物。

4. 排尿困难　产时膀胱受压,产后尿量增加,为防止尿潴留,要尽早解尿,有尿意就要解小便。剖宫产产妇一般在手术后第二天补液结束就可以拔掉留置导尿管,之后应及时排尿,可用温水清洗外阴,必要时可使用针灸或者药物帮助排尿。

5. 便秘或痔疮　由于胃肠功能减退,肠蠕动减慢,加之产后活动少,故顺产的产妇从分娩当天就可多补充液体和吃些蔬菜、水果来改善便秘。部分剖宫产产妇排便时腹部不敢用力,怕牵引伤口引起疼痛,这样就不能及时排便,导致大便秘结,可以用开塞露帮助排便。

6. 多汗　产后皮肤排泄功能旺盛,产生大量汗液,尤其是夜间更多,这是生理现象,产后一周内自行消失。要注意个人卫生,勤换衣服,避免受凉。

高龄妊娠的风险相对适龄妊娠的高,在妊娠风险分级管理体系中,高龄属于黄色或者橙色风险,高龄孕产妇会被医生归入"高危"的行列,从医学角度上看,"高危"意味着医生将向您提供比年轻孕产妇更多的检查和关注。高龄孕产妇孕期需做好自我监测,重视定期产检,若有异常,积极配合医生治疗。产后重视母乳喂养,树立良好心态,科学"坐月子",做好产后康复,提高生活质量。

(编者:王　丽)

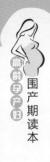
高龄孕产妇的营养管理

　　孕产妇通过饮食摄入能量，又通过基础代谢、身体活动、胎儿生长发育等途径消耗能量。为了确保胎儿发育以及附属的胎盘、羊水和子宫的正常增长，孕期应摄入比孕前更多的能量，以维持必要的体重增长。但是很多高龄孕产妇存在着一种错误的想法，认为自己高龄怀孕不容易，饮食越多越有利于胎儿成长，因此大量摄入食物。其实，从科学的角度来讲，如果孕产妇摄入的能量远远超过了能量所需，体重就会增长太多、太快，对母体和胎儿都有害，一般可根据体重的增长来调整能量摄入和身体活动水平。尤其是高龄孕产妇发生剖宫产、妊娠期糖尿病和妊娠期高血压的可能性较高，更应避免能量摄入过多而导致体重增长太快。所以对孕期饮食加以控制，对高龄孕产妇进行饮食干预，不仅可以降低孕期各种并发症的发生率，还可以有效地保障母婴健康，对提高我国出生人口素质具有重要的意义。

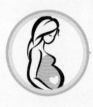 孕早期饮食

　　孕早期胎儿生长相对缓慢，所需能量和营养素并无明显增加，孕妇应继续保持孕前平衡膳食，无需额外增加食物摄入量，以免使孕早期体质量增长过多。如果早孕反应严重，可少食多餐，选择清淡或适口的膳食，保证摄入含必要量碳水化合物的食物，以预防酮症对胎儿神经系统的损害，孕妇每天必需摄取至少 130 g 碳水化合物。应首选富含碳水化合物、易消化的粮谷类食物，如米、面、烤面包、烤馒头片、饼干等。进食困难或孕吐严重者应及时就医，可通过静脉输注葡萄糖的营养支持方式补充必要量的碳水化合物。

　　叶酸对预防神经管畸形至关重要，孕妇应从孕前 3 个月开始每天补充叶酸，孕期叶酸摄入应达到每天 600 μg 膳食叶酸当量（DFE），应多吃含叶酸丰富的食物，如动物肝脏、蛋类、豆类、绿叶蔬菜、水果及坚果类等。

碘是合成甲状腺素的原料,是调节新陈代谢和促进蛋白质合成的必需微量元素,除选用碘盐外,每周还应摄入 1～2 次富含碘的海产品,如海带、紫菜。

孕期应合理安排饮食,有目的地调整饮食,积极储存平时体内含量偏低的营养素,如机体缺铁,可适量增加牛肉、动物肝脏、绿色蔬菜等。少摄入人工兴奋剂、酒、咖啡等,不宜吃过多甜食,如糖果、冰激凌、可乐等。可以适当多摄取一些高维生素食物,如新鲜的蔬菜和水果等。

孕中期饮食 2

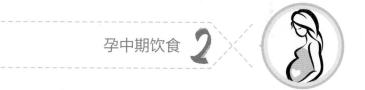

孕中期是胎儿生长发育的关键时期,这个时期胎儿生长速度加快,营养需求较高,应在孕前膳食的基础上增加奶类 200 g/d,孕中期增加动物性食物(鱼、禽、蛋、瘦肉各 50 g/d),以满足对优质蛋白质、维生素 A、钙、铁等营养素和能量增加的需要。建议每周食用 2～3 次鱼类,以提供对胎儿大脑和视网膜发育有重要作用的 n-3 长链多不饱和脂肪酸。高龄孕妇更容易发生钙缺乏,而胎儿对于钙质的需求随着孕周的增加也在不断地增加,因此这一阶段补充钙质十分重要。奶是钙的最好食物来源,孕中期每天需要摄入各种奶制品 500 g/d,奶制品包括液态奶、酸奶、奶粉等,可分别在正餐或加餐时食用。孕期体重增长较快时,可选用低脂奶,以减少能量摄入。乳糖不耐受的可以选择酸奶,如果食补不足可以适当补充一些钙制剂。当然,在补充营养的同时也要科学搭配膳食,避免出现营养过剩。为了保证胎儿的身体健康成长,食物的选择需要注重营养和搭配,再结合孕妇本人的喜好灵活选择。

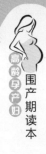

3 孕晚期饮食

　　到了孕晚期胎儿增重一倍，大脑细胞激增，此时是孕妇营养的关键阶段，更加需要注意数量充足、合理均衡的膳食。优质蛋白质应增加至 30 g（即相当于 100～150 g 的瘦肉、鱼肉、鸡蛋、牛奶等所含的蛋白质），动物性食物应增加至 75 g/d，奶类及其制品总摄入量达到 300～500 g/d，增加鱼、禽、蛋、瘦肉，总量可控制在每天共计 150～250 g，每周最好食用 2～3 次深海鱼类。同时需要控制好面粉类和米饭类等主食的摄入，补充些维生素 B_1、钙、铁等，同时进食些鸡块、芹菜、鸡血、豆腐等，加餐时可以吃些坚果和杂粮饼；少食面包和精制淀粉类食物，水果控制在 200～400 g。孕后期多数出现下肢水肿，应控制好食盐用量，每天摄入不超过 6 g。保证每天摄入红肉 100～150 g，每周摄入 1～2 次动物血和肝脏，每次 20～50 g，防止贫血，必要时可服用铁剂。

　　随着现代社会的发展，高龄孕产妇越来越多见，建议高龄孕产妇在怀孕期间通过调整饮食和适当运动，尽量把体重控制在合理的范围内。一般来说，妊娠期理想的体重增长为妊娠早期增长 1～2 kg，中期及晚期每周增长 0.3～0.5 kg（肥胖者每周增长 0.3 kg），总增长 10～12 kg。高龄孕产妇孕期饮食建议：餐餐有主食，顿顿有杂粮，杂粮占一半，蔬菜餐餐绿，蛋白不能少，油盐要控制，每餐七分饱，三餐要定时，先素后荤再主食，细嚼慢咽半小时。有计划、有目的、合理地安排好日常饮食，使营养均衡化、健康化，才有利于胎儿的成长和发育。

（编者：胡慧文）

高龄孕妇怎么运动

当前产科面临更高的风险：剖宫产率控制不易，瘢痕子宫在生育二胎时面临产后大出血的风险……

而新一代孕妈妈对生育的要求也越来越高：想要顺产，要长胎不长肉，要孕期健康舒适，要拍美美的孕照，要产后快快恢复，要宝宝聪明健康……

◎ 有什么办法来应对医生和孕产妇所面临的生育新课题？

专业设计的孕妇瑜伽将助您一臂之力。妇产科医生根据孕妇的生理特点和分娩机制，精心编排一套帮助缓解孕妇不适症状、利于自然分娩的瑜伽球操。经随访，坚持练习的孕妈妈们不适症状明显减轻，体重平均增长 28 斤（14 kg），最低增长 18 斤（9 kg），产程缩短，自然分娩率高达 70% 以上，且婴儿动作发育、智力发育良好，部分婴儿在六七个月时会爬，九十个月时会行走。孕期瑜伽通过体位法（身体的操作）、呼吸训练（身心调节）及意识冥想（意念）的引导来达到身心整合、内心纯净的境界，并有某种程度的治疗效果。如果您在老师的指导下，坚持科学练习，将会体会到孕育之旅不再那么辛苦漫长，而是充满幸福的期待。

◎ 为什么孕妇瑜伽运动会产生这样的效果，是从哪些方面起作用的呢？

诸多研究显示：人类的生理活动与心理反应具有十分密切的关系，瑜伽是一种生理、心理相互影响的运动，主要对孕产妇身心产生以下影响：

心理方面　① 内分泌功能与心理：进行瑜伽锻炼时，孕妇情绪处于安详、愉悦的状态，皮质醇分泌量增加。皮质醇具有促进身体抗压力或焦虑反应的功能。② 肌肉功能与心理：孕妇瑜伽类似于渐进式肌肉放松训练，通过放松身体来达到心理状态的放松，如同自我暗示训练，已被证实能降低焦虑，缓解睡眠障碍。③ 呼吸功能与心理：深呼吸有稳定情绪的效果，因为呼吸由自主神经所支配，孕妇瑜伽呼吸训练有稳定情绪的作用，能够消除紧张与压力。

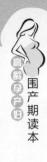
身体方面　① 体位法对心肺功能具有积极效果。瑜伽的每一个动作都强调腹式呼吸,胸腔扩张,膈肌下沉,腹部微微隆起,使得吸入肺内的氧气增多。② 孕期瑜伽运动可通过加速全身血液循环而提高各脏器供氧,促进胃肠蠕动,改善便秘。③ 平衡力量的练习,增强了髋部、脊柱和腹部肌肉力量,支撑胎儿的重量,缓解腰酸、背痛程度。④ 下肢肌肉力量以及核心肌群力量的锻炼,能减少日益增大的腹部对盆底肌造成的负担,缓解孕期危险。⑤ 充分打开髋关节的练习,可以使孕妇的盆底肌变得柔软,提高柔韧性,有利于顺利分娩。⑥ 有助于控制孕期体重,减少巨大儿的发生。⑦ 球上练习,避免久站运动,有助于减轻腹压,而针对性的练习膈肌、腹肌、盆底肌,有利于缩短第二产程。

通过相关分娩知识的学习和适当的瑜伽练习,使孕妇能正确认识分娩,保持良好的心理状态,提高自然分娩的自信心。而在分娩过程中,产妇由于心率加快、呼吸急促、肺内气体交换不足,致使子宫缺氧、收缩乏力、宫口扩张缓慢、产程延长,经过规范的孕妇瑜伽练习,孕妇体能良好,学会了呼吸技巧,在分娩过程中将注意力集中在对呼吸的控制上,放松肌肉,能最大限度地调动主观能动性,主动参与分娩,在宫缩疼痛和分娩过程中保持镇定,促进产程的进展。

效果这么好,是否孕妇都可以参加呢? 孕妇瑜伽运动有什么禁忌证?

孕妇瑜伽理想的练习孕周是 13～28 周,瑜伽动作柔和,如产检正常,可以练习至临产前,练习频率为每周 2～3 次,每次 40～50 分钟,体位动作 30～40 分钟,冥想放松 10 分钟。在决定练习前请咨询产科医生自己是否适合练习。

目前,我国尚无权威的孕期锻炼专家共识或指南,根据《2019 年加拿大孕期锻炼临床实践指南》的建议:没有禁忌证的女性应在整个孕期内持续进行身体锻炼(推荐强度强,中等质量证据)。对特定人群的建议:① 孕前体育锻炼不活跃的女性孕期应坚持规律锻炼(推荐强度强,中等质量证据);② GDM 孕妇应持续进行孕期锻炼(推荐强度弱,低质量证据);③ 超重或肥胖女性(孕前 BMI≥25 kg/m^2)应持续进行孕期锻炼(推荐强度强,低质量证据)。

　　孕期锻炼的绝对禁忌证有：胎膜破裂、早产、不明原因的持续性阴道流血、前置胎盘、子痫前期、宫颈功能不全、胎儿宫内生长受限、高危多胎妊娠（如三胞胎）、未控制的 1 型糖尿病/高血压/甲状腺疾病以及其他严重的心血管、呼吸系统或全身性疾病。

　　相对禁忌证有：复发性流产史、妊娠期高血压、自发性早产史、轻度/中度心血管或呼吸系统疾病、症状性贫血、营养不良、进食障碍、28 周后的双胎妊娠及其他健康问题。指南指出，有绝对禁忌证的妇女可继续日常生活中的常规活动，但不应参与更剧烈的活动及锻炼。有相对禁忌证的女性应与产科医师、护理人员及专科运动指导人员共同评估中度至剧烈强度体力锻炼的利弊后，再决定是否进行相应的锻炼。

　　研究表明，对于孕期特定人群（孕前锻炼少、GDM 患者及超重或肥胖女性），其锻炼的好处大于弊处，因此支持这些特定人群在孕期坚持锻炼。同时增加瑜伽和（或）柔和的伸展运动也是有益的（推荐强度强，高质量证据）。

对于高龄孕妇而言，身体功能下降，运动时要特别注意些什么？

　　1. 忌过度疲劳　孕妇的心肺及身体各个部位都承受着负担，运动次数应由少渐多，体力不支的情况下，应及时停止，注意把握好运动的强度和时间，避免过度疲劳。

　　2. 避免剧烈运动　孕妇应避免剧烈运动，特别避免需要腹部用力的动作，科学运动之余，要保证充足的睡眠和休息。妊娠过程中出现异常，应遵医嘱，适当限制活动，甚至卧床休息。

　　3. 注意保持良好姿势　孕妇应注意挺胸抬头，双肩下沉，避免弯腰捡拾东西，可以直腰屈膝伸手捡拾，再直腰起立，以免用力过度导致背部肌肉和关节的损伤。坐下时也应该保持腰背挺直。

　　4. 运动时衣着舒适　运动时孕妇应穿着宽松、透气、吸汗的衣服。由于代谢旺盛，衣服面料应尽量以透气、保温性能好、手感好的棉面料为主，贴身衣物勤洗勤换。

　　5. 注意运动的安全性　建议在专业老师的指导下进行，选择木质地板，避免场地太软或太硬，影响身体平衡，带来意外的扭伤或者致使动作不规范，影响效果。

（编者：周　华）

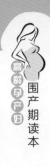
高龄孕产妇常见心理问题及干预

"全面二孩"政策实施以来，高龄孕产妇的心理健康问题日益引起社会关注。求学路漫漫，工作连轴转，面临竞争压力，城市女性生育年龄后延，高龄妊娠已成为普遍现象，一方面高龄孕妇生活阅历丰富，自我保健意识强，另一方面她们生育能力下降，对健康方面的思虑担忧更多，孕育新生命成为痛并快乐着的负担。科学研究表明，孕产妇的心理状态一定程度上影响到宝宝的生长发育，健康乐观的情绪可以促进胎儿正常发育，有助于分娩，建立良好的母婴关系；而长期抑郁、焦虑的情绪会使母亲体内产生有害物质，影响胎儿发育，严重者导致畸形、早产、难产，甚至影响宝宝日后的智力及认知功能，如注意力不集中、多动等，妈妈的糟糕情绪也破坏了母婴感情的连接。

现代医学提倡女性在35岁以前妊娠，因为高龄妊娠不仅会增加胎儿畸形的危险，同时产科并发症增多，产后不容易恢复，这些不利因素让高龄孕妇产生担忧，甚至成为心理负担。那么高龄孕产妇有哪些心理特点？有哪些常见的心理问题和心理疾病？又如何进行识别和干预呢？笔者和大家谈谈这个话题。

❶ 高龄妊娠孕早期心理特点

孕妈妈会关注身体的反应，变得脆弱敏感，一方面妊娠的喜悦之情难掩，另一方面又担忧婴儿性别、有无畸形、会不会难产、经济负担加重等。由于妊娠反应，孕妇会感到虚弱，需要家人的支持和关怀。

❷ 高龄妊娠孕中期心理特点

由于恶心、呕吐等早孕反应逐渐消失，高龄孕妇进入一个相对比较稳定的时期。出现胎动，听到胎心，让孕妈妈感受到新生命存在的喜悦，对胎儿的生长发育很感兴趣，主动学习孕产保健知识，为孩子的出生做好准备。

❸ 高龄妊娠孕晚期心理特点

由于孕妈妈腹部膨大,活动受限,出现尿频、便秘、水肿、腰背酸痛等不适,有的因缺钙出现下肢肌肉痉挛,常于夜间发作,睡眠不安,感到心烦、易激怒等。有的还会出现妊娠期高血压、妊娠期糖尿病等产科并发症,特别担心身体状况和胎儿安危,期待孕期尽快结束,宝宝降生。

❹ 高龄孕产妇临产心理特点

临产时常感到紧张、焦虑、担心,甚至恐惧,害怕分娩疼痛,害怕出现难产、出血过多等并发症,还会担心宝宝是否有缺陷。听到其他产妇喊叫哭闹,也会影响高龄产妇的情绪。

❺ 高龄孕产妇产后的心理特点

高龄孕产妇的产后心理状态对机体恢复有着重要影响。能顺利分娩,孕妈妈感到完成了神圣使命,心理上松了口气,但随之而来繁琐的照顾孩子的任务,给新手爸妈带来很大的心理压力,尤其是当和前来照顾的长辈养育方式不一致时,容易产生矛盾。

笔者开展的一项产后抑郁早期筛查与心理干预项目,于 2015 年 7 月至 2017 年 8 月,以在常州市妇幼保健院进行产前检查、住院分娩且无精神病史的 900 例孕产妇作为研究对象,于产后七天内开展产后抑郁危险因素调查与早期筛查,回收有效问卷 849 例,有 142 名产妇爱丁堡产后抑郁筛查结果≥10 分,筛查阳性率 16.73%,≥13 分为 64 人,阳性率 7.54%。产后抑郁的症状主要表现为:自责占 29.17%,焦虑、担心占 29.17%,害怕、惊慌占 15.53%,失眠占 15.15%,难过悲伤占 5.68%。其中 13 名产妇有伤害自己的想法,3 名产妇相当多时候有伤害自己的想法。调查显示本地区早期产后抑郁发生率较高,应引起重视。单因素分析中,婆媳关系、夫妻关系、与父母关系、产后照顾的人数不足与产后抑郁发生有关,说明抑郁的产妇社会支持不足。而多因素 Logistic 回归分析显示,婆媳关系、孕期抑郁焦虑情绪、产时心理不良是产妇出现产后抑郁的危险因素。由于相关知识缺乏,产妇和家人缺少自我识别能力,在孕期出现抑郁、焦虑等情绪问题,能主动就医者较少,因此建议应从孕期开始开展孕产期全程心理筛查与干预。

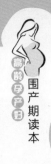

1 高龄孕产妇常见的心理问题和心理疾病有哪些?

　　高龄女性妊娠后,面临人生角色新变化,夫妻关系、婆媳关系的处理,生活压力性事件等,加上雌孕激素水平升高,常使高龄孕妇处于应激状态,易出现抑郁、焦虑、强迫等情绪障碍,有的甚至出现以感知、思维、行为障碍为主要表现的妊娠期精神障碍。笔者在心理门诊接诊各种孕产期焦虑抑郁案例,孕妇常感到孤独、无助,觉得自己没有价值,有易激怒、注意力涣散、难以集中、自我控制力差、无法享受工作和生活的乐趣等各种感受和症状,经医生耐心倾听共情,详细追溯其原生家庭成长经历,很大一部分是曾经的创伤记忆被激活了。

❶ 焦虑障碍

　　焦虑是妊娠期情绪障碍的主要表现,孕妇怀疑自己的能力,坐卧不宁、寝食难安、依赖性强、独立性差,身体应激方面表现为行动刻板、睡眠不宁、注意力不集中等。严重者还会出现手抖、出汗、心慌、胸闷、气短、尿频等植物神经症状。焦虑障碍不但让高龄孕妇感到痛苦,也对胎儿产生极为不利的影响。妊娠前3个月内,孕妇受惊吓、过分忧虑、情绪紧张,是引起腭裂(兔唇畸形)的重要原因。

❷ 抑郁障碍

　　围产期抑郁症(perinatal depression)是怀孕女性的三大并发症之一。此前人们一直关注的是产后出现的抑郁症状,但随着医学研究的深入,发现产后的症状在孕期甚至孕前就已产生,因此在2013年《美国精神疾病诊断与统计手册》第5版中,正式将产后抑郁症的起病时间修订为孕期或产后4周,将产后抑郁症更名为围产期抑郁症。主要表现为情绪低落、闷闷不乐、难以开心、容易哭泣等现象,不感兴趣,回避社交,缺乏动力,觉得没有能力或没有希望,缺乏自信,不能适当照顾婴儿,甚至觉得婴儿是一种累赘。睡眠障碍,如入睡困难和(或)早醒,并伴有便秘、体重下降、性欲下降、反应迟钝、记忆力下降、注意力难以集中等症状。病情严重时,可伴有自杀的想法或自杀的行为,有时会产生伤害婴儿或其他家人等扩大性自杀的念头或行为。据统计,50%～75%的产妇于分娩后的第1周内会出现轻度的抑郁症状,主要表现为轻度的情绪低落,这种情况一般持续7～12天可自行缓解,但是如果情绪低落的症状持续超过2周以上,并在4～6周变得较为明显时,需警惕是否患有产后抑郁症。一般在高龄产妇中更为常见。

导致产后抑郁症的原因很多,主要有生物因素、社会心理因素和环境因素。

(1) 生物学因素:可包括一些生理性的应激,主要是雌激素和孕激素水平的变化、产后失血、睡眠节律的改变、疲劳、营养摄入不足以及产后原有疾病加重等。

(2) 个性因素:具有内向、敏感、焦虑等人格特征和易感素质等。

(3) 产妇自身、近亲家族中有抑郁障碍的病史。

(4) 产后所出现心理社会应激事件:如缺乏伴侣的关怀或家庭的支持、家庭经济困难、母乳喂养困难、婆媳不和等。

❸ 强迫障碍

孕妇对自己做过事的可靠性有不确定感,如怀疑门窗是否关好,手是否洗干净,有的还会出现强迫性意向,总感到有一种冲动要去做违背自己意愿的事,如走在河边想向河里跳,站在阳台上想向下跳,这些想法控制不住地在头脑中反复出现。有的出现强迫行为,如反复检查门窗是否关上、煤气是否关好、反复洗手等。患者虽然知道这些强迫思维、强迫行为及强迫意向是没有必要的,但难以控制,感到痛苦不堪。

❹ 惊恐障碍

惊恐发作也称之为急性焦虑发作,是惊恐障碍的基本表现,有的高龄孕妇在妊娠过程中或产后反复行心电图、胸部X线片以及相关实验室检查均无异常,一般有以下症状:① 心跳加快或加重;② 多汗;③ 震颤或发抖;④ 呼吸急促,有窒息感;⑤ 胸痛或胸闷等胸部不适;⑥ 恶心或胃痛,头晕,头重脚轻或晕倒;⑦ 失控感,害怕会死掉;⑧ 感觉脱离自己或环境不真实;⑨ 麻木或针刺感,寒冷或潮热等。这种疾病的发作有些像心脏病、肺病、咽喉炎等。

❺ 精神障碍

有些高龄孕产妇在分娩前后会出现感觉、知觉、思维或行为障碍等精神障碍,有的会出现妄想,出现被害、被跟踪、被议论的感觉。

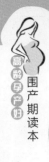
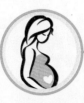

2 高龄孕产妇常见心理问题的处理

大多数孕妇的家人非常重视给孕妈妈增添营养,以保证母亲、胎儿的健康,但高龄孕产妇更需要的是愉快的心情和稳定的情绪,即"心理营养",如果高龄孕产妇出现焦虑、抑郁等心理问题,家人应尽早识别,及时进行心理调适,如果持续两周无缓解,应及时到心理门诊就诊,如有精神障碍需到精神科治疗。

❶ 心理支持

孕育新生命的过程漫长而艰苦,高龄孕妇渴望得到丈夫、亲人的体贴和关怀,丈夫应放下手机和游戏,专注陪伴其散步、听音乐、闲聊,一起想象宝宝降临的美好情景,尽量减少家庭琐事对孕妇的不良刺激。医院孕妇学校可以组织孕妇学习自然分娩、心理健康等知识,开展参观产房等体验活动,给予疏导、解释、安慰、理解、支持和关怀,减轻其紧张、疑虑、恐惧心理,放下心理负担。

❷ 自我调整

高龄孕产妇在产前或产后有紧张、焦虑、恐惧情绪者,可以学习一些自我调整情绪的方法,如合理宣泄、适当运动、转移注意力等。可以试着采取下列方式进行:① 与信任的朋友交流心事,探讨自己的压力来自何方,是有效的解压方式。② 把面临的问题写下来,可以帮助你理清思路,宣泄不良情绪。③ 把解决问题的方法列出一张表,找出可取代的方式,以便在最适合的情况下去做。④ 做一些有利健康的活动,培养些兴趣爱好,把注意力从对未知的担忧转移到生活乐趣上来,如编织、绘画、唱歌、散步、瑜伽等,千万不要躺在床上,整日闭门不出。⑤ 通过冥想可以极大地提高自控力,定一个5~15分钟的闹钟,找个安静的地方坐下来,闭上眼睛感受自己的呼吸和心跳,这时候你会发现脑海中的事情会尝试打断你的专注,如果走神了就重新开始,把你的注意力再次拉回到呼吸,如此反复坚持练习,会发现自己的控制力变得越来越强。⑥ 事情往往有两个方面,试着向好的一面去想,不要只想到坏的一面,学会多个角度看问题。

❸ 药物治疗

妊娠期间或产后期间的药物治疗一直是有争议的,多数药物对高龄孕产妇及胎儿或婴儿是否有影响或者影响大小不明确,要经医生评估诊断,衡量药物的利弊孰大孰小,病情严重者需考虑药物治疗。

❹ 心理咨询与治疗

妊娠期或哺乳期妇女、或计划怀孕的女性,推荐首选单独使用心理治疗。心理疗法的重要之处在于,它是一种识别问题、改变思维模式的方法,从而使我们的整体健康状况得到改善。认知行为治疗以理解、动机和治疗关系作为保障,各种技术疗效确切。我院采用认知行为治疗、精神分析法及生物反馈治疗,进行个性化心理治疗,在来访者的积极配合下,孕产期轻中度焦虑抑郁障碍取得了良好的治疗效果。笔者整理典型案例如下(案例细节已经虚拟化处理)。

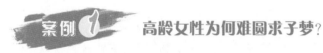

案例1 高龄女性为何难圆求子梦?

35 岁的陈女士晚婚,一结婚就想要个孩子,可是眼巴巴等了一年也没动静,她开始三天两头往医院生殖中心跑,一年下来,检查显示:输卵管通畅、排卵功能正常,丈夫精子质量好,各方面检查都没问题,怎么就怀不上?眼看身边的闺蜜一个个当上妈妈,陈女士越来越焦虑,最近半个月,整夜睡不着觉,白天昏沉沉,无精打采。因为失眠,她来到心理门诊。

医生详细了解了陈女士的个人成长史、健康史、社会交往、生活工作状况和近期生活遭遇,发现陈女士开了个网店,为了做好生意,长时间泡在网上,久坐不动,每天要到深夜一两点才入睡,早上 10 点多起床,早餐并午餐一起吃,多年来她持续着这种生活习惯,并没有觉察有何不妥。医生立即向她讲解了不健康生活方式对生殖健康的危害,建议她调整生活方式,早睡早起,规律饮食,适当运动。一不开药二不开检查,医生只是督促其进行习惯调整,3 个月后电话随访,电话那头,传来陈女士兴奋的声音:"医生,我怀上了! 睡眠也好了,吃饭也香了,一切顺利!"

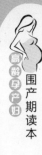

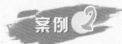 意外怀孕,"火药桶"怎么熄?

目前,孕期的精神健康在临床上还未受到足够的重视,产前抑郁与产后抑郁相对应,据文献报道,产前抑郁并不少见,妊娠期的轻、重度抑郁发生率达 10%～20%,既往如有情感疾病史,妊娠抑郁率高达 33.3%。

"90后"小王对自我要求很高,有着明确的工作目标和人生规划,可是一次和男友相处,她意外怀孕了,这件事打乱了原有的人生规划,她对于引产的念头非常强烈,但是家人都不同意,希望她能尽快结婚,顺利生下宝宝。怀孕 4 个月来,小王动不动就发脾气,而且情绪低落、哭泣、失眠,最近不想见人,逃避社会活动。医生给她做了抑郁自评量表(SDS):72.6 分,90 项症状清单(SCL-90):总分 180 分,阳性 53.0 分,敌对 2.83 分,强迫 2.0 分,抑郁3.0 分,焦虑 3.0 分,偏执 2.5 分。

通过医生耐心解析引导,小王领悟到产生情绪困扰的不是怀孕本身,而是自己对怀孕的认知、态度和看法,要减少或消除情绪困扰,不是致力于改变已发生的事情,而是改变自己的认知。经连续 8 次咨询,小王的抑郁情绪明显好转,不再坚持引产,睡眠改善,能够冷静面对人生新的变化,适应新的角色。

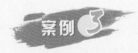 胚胎好不好,孕妈妈总担心?

有关研究表明,与男性相比,女性平均失眠次数比男性高出一倍多。女性处于经期、孕期和更年期时,体内雌激素和孕激素水平的变化都对睡眠造成影响,而女性面对压力时的态度和认知,也影响着睡眠质量。孕早期的小兰处于难以入眠的状态,每天都在担心胚胎是否能成活。多次流产,多次试管婴儿失败的经历,让她如履薄冰,失眠、焦虑、头脑昏沉,无力自拔。为什么小兰孕育新生命的过程如此艰难?为什么小兰的症状如此严重?

压力源于外界环境,也来自对自我的要求。压力无处不在,人们应对的方式各有差异,幼年的经历、成长过程中遇到的问题影响着认知与行为方式。医生耐心听小兰倾诉、共情,一起进行心理解析:由于小兰非常渴望改变家境贫困的状况,从小个性要强,学习特别努力,高考时就发生了严重焦虑,跌跌撞撞最后考上了大学。毕业后,小兰进入外企工作,她工作表现出色深得领导喜爱、信任,但是她却并不感到快乐,反而陷入了害怕失败的恐惧中,总是要反复检查,怕出错。她长期以来睡眠不好,胃口差,经常奔波于各大医院,从内科、外科、中医科看到妇科。通过医生的层层解析,小兰看清现状:生活与工作的压力一直在积累,从未有机会释放,隐藏在潜意识里,随着孕育新生命这一人生新课题,以失眠的形式反应出来。并且长期以来在头脑中存在着非此即彼、糟糕至极、夸大事实的不合理信念,因害怕工作出错而精神紧张,因害怕宝宝流产而焦虑失眠。通过和医生深入沟通,触及自己长久以来的压抑感,小兰委屈的泪水止不住倾泻而下,痛痛快快地哭了一场。

人生过程环环相扣,心理发展的欠缺影响了小兰的工作生活,目前她需要放慢脚步,停下来照顾一下自己的心灵,快乐的妈妈才能孕育健康的宝宝。

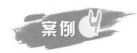 案例 4 孕妈郁郁寡欢,心事为哪般?

36岁的唐女士怀孕3个月以来,家里的一点小事情都会让她忍不住发脾气、摔东西,骂人、打人,经常和婆婆吵架,总觉得婆婆在指责自己,感到生活没意思,自己很没用。

医生详细了解了唐女士的成长史、生活经历和婚姻状况。原来唐女士幼年时父母就离婚了,她母亲每天忙着出去赚钱,无暇照顾孩子,平时情感沟通也很少,导致唐女士从小性格内向、自卑,没什么朋友,在成年后又遇到一系列感情挫折,变得抑郁,觉得自己是个倒霉的人。巨大的心理压力得不到缓解。她怀孕以后还沉浸于往事,反复回想,加上和婆婆闹矛盾,觉得自己真没用,心情越来越差。经心理测评,SCL-90显示总分258分,阳性项目数81,大部分因子在2分以上,敌对因子高达3.2分,抑郁因子高达3.38分,

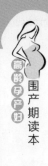
抑郁自评量表显示63分。医生指导唐女士进行心理调适：在抑郁或想发脾气时，写日记，疏理发泄自己的不良情绪。改变自我封闭的生活方式，外出散步，听音乐，主动和朋友联系。布置和美化家庭生活环境。和老公一起参加孕妇学校，了解优生优育知识等。经放松训练、人际沟通技能、认知行为疗法等治疗后再次进行SCL－90测评，结果显示：总分降至140分，因子大于2的只剩下1项，减分率达到45.73%，心理干预效果明显。新年来临，唐女士顺利分娩了一男婴，体会到了初为人母的喜悦。

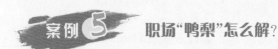

案例5 职场"鸭梨"怎么解？

　　随着女性独立意识的提高，有的女性在怀孕后，依然奋斗在职场。钱女士家里开公司，虽然有家人在打理，但是作为外来新媳妇，她非常希望能证明自己的能力，所以怀孕后一天也没休息，每天联系电话不断，经常忙得水也顾不上喝一口，晚上躺在床上，依然在考虑公司里的事情，一眨眼就到了孕中期。近一个月来，钱女士发现自己晚上翻来覆去怎么也睡不着，睡得不深也不香，早晨三点就醒了，以前感兴趣的事，现在也没兴趣了，白天晕乎乎，老打哈欠，记忆力也下降了，做事情能拖就拖。钱女士对自己的状态很着急，努力调节却没什么用，于是来到心理门诊。

　　和医生充分探讨后，钱女士明白了自己失眠的原因：在人生的不同阶段，关注的重点是不同的，目前的任务是安心养胎。她放下了思想包袱，转交工作，通过音乐治疗、瑜伽练习、饮食调理，一个月后，困扰钱女士的失眠现象消失了。

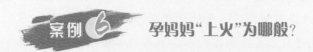

案例6 孕妈妈"上火"为哪般？

　　酷暑时节，天气正闷热，黏乎乎的空气好像凝住了，对怕热的孕妈妈来说，夏季是最难熬的，除了身体的种种不适，情绪也特别容易"上火"。

女人的心总是敏感的，最近小乔觉得丈夫心不在焉，到 QQ 空间浏览了一下，发现老公居然还经常和前女友聊天互动，小乔一下子气冲脑门，追问老公，他却轻描淡写地说没什么，小乔很委屈，自己挺着大肚子，各种辛苦和不方便，老公却与前女友聊得不亦乐乎，对自己冷淡，小乔跟老公吵起架来，连续几天睡不好觉。

子涵最近发现曾经体贴的老公，一回家就扎进书房玩电脑打游戏，一打就是半天，对自己不闻不问，子涵很着急，怎么老公像变了个人似的，游戏有那么好玩吗？在她的紧紧追问下，老公不耐烦地回她说，和你没共同语言，现在的生活挺没意思的。眼见老公沉迷于虚拟世界，子涵真要气疯了，吃不下饭睡不着觉，直抹眼泪。

妮妮半个多月来无法入眠，对很多事情不感兴趣，情绪低落。医生询问她和家人的关系，妮妮说没什么，挺好的，整个孕期也没遇到什么麻烦，就是最近翻来覆去睡不着，白天没精神，心里特别烦。医生再仔细询问，妮妮虽然自认为和家人关系不错，但实际上从结婚开始，老公一直在外地打拼，平时很少陪伴，妮妮一个人生活，因为怀孕懒得出门，已经很少跟外界交往。

炎炎夏日，情绪本就容易"上火"，以上几位孕妈妈"上火"的原因主要是准爸爸缺席缺位。妻子怀孕，意味着曾经的毛头小伙也相应"升级"，在妻子最脆弱的时候，特别需要体贴照顾，准爸爸应主动承担些家务，平时尽可能陪伴在爱人身边，比如一起参加孕妇学校，一起散步，陪爱人聊天，让妻子感受到满满的爱意。而准妈妈也要注意保持形象，要知道邋里邋遢、不修边幅的形象会让老公有想"逃跑"的冲动，还要避免自我封闭，勤于学习新知识，和爱人有话题可聊。通过深入沟通，夫妻双方也认识到，情绪本身没有好坏之分，需要学习的是如何体察接纳情绪、适当的表达情绪，并以适宜的方式舒解情绪。好的夫妻关系是彼此滋养，共同成长。

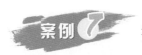

案例 7　老法坐月子，怎么"捂"出抑郁来？

中国人特别注重"坐月子"，民间有很多传统的说法、做法和规矩，而这些方法是否科学，是否有利于产后虚弱的妈妈们恢复呢，值得商榷。

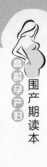

走进心理门诊的汤女士，身穿带帽子的厚棉袄，头戴毛线帽，一只大口罩遮住了大半个脸，脖子上还围着一条厚厚的毛线围巾，整个人被裹得严严实实。汤女士的烦恼是产后一个月了，人很不舒服，情绪低落，莫名烦躁，胸口闷，睡不着觉，已经到门诊看了 4 次，每次检查医生都说恢复得还行，只是有点轻度贫血，用了点药，但是汤女士依然觉得不舒服，自己在家里哭，家里人急得没办法，也跟着一起哭，不知道该怎么办好，于是找到心理门诊。

医生观察了汤女士的打扮，请她讲讲是怎么"坐月子"的，汤女士说老家人非常重视"坐月子"，有各种讲究，家里的长辈要求自己在一个月内不能洗头、洗脸、刷牙、洗澡，不能吹风，以免恢复不好，落下病根子。汤女士很听话，严格按长辈说的去做，从怀孕前活泼爱交际的女生，变成了从早到晚躺在床上的妈妈，近来不能自控地从床上起来又躺下，非常烦躁。医生给汤女士做了心理量表测评，结合评分和表现，诊断为产后抑郁症。医生发现汤女士虽然有大学文化，但是对如何科学"坐月子"却并不知晓，完全听从长辈的。经宣教，汤女士认识到，分娩并非是生病，是一个自然的生理过程，由于新陈代谢旺盛，产后的妈妈更需要做好个人卫生，可以淋浴、刷牙、洗脸、洗头，只要注意保暖，避免受寒就可以了。产后的妈妈还需要适当的运动，帮助更好地恢复盆底功能。而一个人长期处于"关禁闭"的状态，缺少与外界的沟通交流，会让人情绪低落，烦躁不安。汤女士受到启发，立即摘掉了脖子上紧紧裹着的围巾，表示回家后要学习如何科学"坐月子"，做身心自在、自主的女性。两周后医生电话随访，汤女士反映已完全康复。

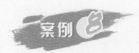

案例 6　母乳喂养和新手爸爸也有关

我们都知道，母乳喂养是妈妈送给宝宝最好的礼物，然而也有些妈妈在母乳喂养之路上感到力不从心。

杨女士生宝宝两个多月了，却经常哭泣，情绪低落，她发现奶水越来越少了，于是求助心理门诊，杨女士哭诉奶水不够，孩子挨饿，两个月来体重没长反而掉磅。医生进行会谈并给她做了爱丁堡产后抑郁量表，评分 15 分，抑郁自评量表 SDS63 分，诊断为产后抑郁症。医生通过耐心倾听发现，令杨女士真正不满的是和丈夫的关系，杨女士觉得恋爱时那个体贴殷勤的男人在婚后像是变了个人,态度生硬,缺少关爱,经常沉浸在游戏世界,令从小受父母宠爱的杨女士受不了,两人常为生活琐事吵架,互不相让。结婚不到半年杨女士就怀孕了,为了让宝宝得到更好的照顾;产后杨女士住到了母亲那里,丈夫很少打电话,更没上门看一下母子,杨女士再也忍受不了,越想越伤心,天天在家哭泣,情绪低落,导致奶水大大减少。

医生请夫妻俩一起到门诊,运用认知行为疗法,启发引导小夫妻俩,使他们认识到婚姻和恋爱时的状态是不一样的:双方都是独生子,在家里受父母的宠爱,不太懂得顾及别人的感受,婚后还是以自我为中心,导致矛盾不断。这需要双方提高沟通能力,去了解对方的需求,满足对方的心理需要,比如妻子希望丈夫体贴宽容,丈夫就要注意说话的态度和生活细节的照顾,丈夫好面子,妻子就要在处理事情时顾及对方的自尊心。经医生指导,丈夫认识到,孩子与母亲最初的依恋太重要了,在孩子的婴儿期,妈妈不光是喂饱孩子,每个给孩子的眼神,跟他讲的话,还有拥抱,都在向他传递"你很重要,世界很安全,我会一直在你身边",这样,孩子才会信任这个世界,对未来充满希望。为了孩子的心身健康,丈夫有责任营造和睦的家庭环境,主动给妻子减压。通过连续5次咨询,杨女士觉得丈夫比以前体贴了很多,抑郁情绪明显好转,奶水逐渐增加,宝宝一个月内长了2.6斤,SDS评分48分,达到了预期目标。

母乳喂养绝不是妈妈一个人的事,它是意义非凡的家庭总动员,特别是新手爸爸,更应认识到自己人生角色的转变,给予妻子更多的支持,给她注入满满的心理能量,使母乳喂养之旅变得轻松和愉悦。

孕期失眠怎么办？ 3

女性孕期要应对很多身体和情绪方面的困扰,也难怪,有78%的准妈妈在孕期会有失眠和其他各种睡眠问题,特别是到孕期的最后三个月,80%的孕妇都反映或多或少会有失眠的困扰,表现为难以入睡、夜间觉醒增多、睡眠不深、白天疲劳等。被失眠困扰,让许多孕妇都很着急。那怎么办呢？专家给你支支招：

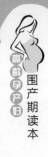

优先推荐级别最高的三种心理行为疗法：

（1）松弛疗法：这是治疗失眠最常用的非药物疗法，渐进性肌肉放松，指导性想象和腹式呼吸训练。

（2）刺激控制疗法：只在有睡意的时候上床；不要在床上做与睡眠无关的活动，比如吃夜宵，看电视，玩手机和思考宇宙起源等复杂问题；不管前一晚上睡眠时间多长，都要保持规律的起床时间；避免白天小睡，如果实在很困，中午休息半小时左右就足够了。

（3）认知行为疗法：这是失眠心理行为治疗的核心。要义就是睡不着就睡不着吧，平静地接受这个事实，别责怪自己，也别强行逼自己赶紧入睡，更不要把生活所有的不如意都扣到失眠头上。

（编者：周　华）

谈谈高龄孕妇产前超声检查

国内报道高龄孕妇产前超声检出胎儿畸形率为 3.1%，而小于 35 岁的孕妇则为 1.4%。也有研究对高龄孕妇胎儿进行超声检查，胎儿异常产前超声检出率为 2.3%。我院曾对中孕期 2 580 例高龄孕妇进行了产前超声检查，产前胎儿异常的检出率 2.9%，对 738 例早孕期高龄孕妇进行产前超声检查，胎儿异常的检出率 2.6%。

超声检查是出生缺陷二级预防的重要手段，其无创性、无致畸作用、安全系数高，并且图像清晰，结果可靠，作为一种非侵入性检查被广泛应用于出生缺陷的产前筛查及诊断中，是目前产科最有优势的影像检查，提高了高风险患者的诊断准确性，能被患者及其家属接受，为确保母婴健康提供了产前检查的准确信息。

超声检查机构

建议有高龄因素的孕妇到经卫生健康委员会许可、有资质的产前诊断机构进行检查，以保证超声检查的质量。

产前超声检查的三个阶段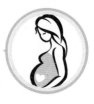

产前超声检查的三个阶段分别是早孕期、中孕期和晚孕期，不能互相代替。

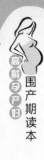

❶ 早孕期超声检查（孕 13^{+6} 周以内）：包括普通超声检查和超声筛查

（1）早孕期普通超声检查

诊断是否宫内妊娠，观察妊娠囊的位置、大小、数目、形态，卵黄囊的大小、形态、回声，测量头臀径，观察有无胎心搏动，判断胚胎是否存活，评估孕周，诊断多胎妊娠（包括判断绒毛膜性），协助临床查明早孕期腹痛或出血等原因，排查母体疾病（如子宫肌瘤、子宫畸形、附件或盆腔包块等），辅助绒毛活检。如果是剖宫产后再次妊娠应观察孕囊下缘与子宫切口的距离。

超声推算孕龄可能是最可靠的方法，一方面可根据妊娠囊平均内径推算孕龄，但是当妊娠囊内可见胚胎时，应以头臀长度测量值推算孕龄，其准确性更高，测量偏差为 5～7 天。胚胎长度达 2 mm 或以上时，胎心搏动较为明显。但长度为 2～4 mm 的活胎中有 5％～10％的胎心搏动并不明显，需要后期进行随访观察再次确认。

（2）11～13^{+6} 周早孕期超声筛查，俗称"小排畸"。

① 评估染色体异常的指标：包括胎儿颈项透明层（NT）厚度（即胎儿颈后皮肤组织内液体积聚的厚度）、鼻骨、三尖瓣是否有反流及静脉导管频谱 α 波是否有缺如或倒置、观察脐动脉数目。

其中颈项透明层（NT）厚度是最主要的指标，有 98％～99％孕妇可完成测量 NT 厚度。NT 厚度随着孕周的增加而增加，随着胎儿淋巴系统及静脉系统发育完善，在孕 14 周后胎儿颈后积聚的液体逐渐消失。NT 厚度超过第 95 百分位（3 mm）即认为 NT 增厚，如超过第 99 百分位（3.5 mm）则公认为 NT 增厚。文献报道联合 NT 测值和孕妇年龄，对 21 - 三体、18 - 三体、13 - 三体的检出率可达 75％；NT 值为 3.5 mm 时，胎儿结构畸形的发生率约为 2.5％；NT≥6.5 mm，胎儿结构畸形的发生率可达 45％，胎死宫内的发生率明显增加。鼻骨的缺失与 21 - 三体高度相关。三尖瓣反流、静脉导管 α 波反向都与胎儿心脏异常有相关性。

② 评估胎儿大体解剖结构：在此期间可能筛查出的畸形有体蒂异常、无脑儿、脑膨出、无叶全前脑、淋巴水囊瘤、脐膨出、心脏异位、巨膀胱、单脐动脉、连体畸形、部分肢体畸形等，所以也称为"小排畸"。

③ 胎儿结构畸形会增加染色体异常的风险。

在此期间超声检查可以再次推算孕龄，有助于对胎儿未来生长情况作出最佳评估:评估胎儿是否存活、确认胎儿数目、出现多胎妊娠时评估绒毛膜性和羊膜囊性较其他时期更可靠。

随着超声诊断仪分辨率的不断改进、提高,早孕期胎儿超声检查不断深入细致,胎儿解剖结构的观察、胎儿畸形的诊断均不断提前。对临床而言,提前诊断有更多时间对胎儿进行严密观察,尽早处理;对孕妇而言,提前发现、及时诊治能减少孕妇身心伤害,缩短孕妇忧虑时间。研究认为使用二维超声检查,93.7%胎儿的完整解剖学结构能在早孕期超声检查中得到显示,超过80%的胎儿畸形在12孕周前已有表现。早孕期超声筛查可检出50%左右的先天性畸形。

请孕妈妈们注意:高龄孕妇早孕期超声筛查必须做,但是不能替代中孕期胎儿系统超声筛查和羊水穿刺等介入性产前诊断,同时该项检查对胎儿体位的要求高,可能需要多次检查才能完成。

❷ 中、晚孕期超声检查

中、晚孕期的超声检查分4个层次,各层次超声检查的内容都是不同的,临床医生会根据适应证选择相应检查层次。

(1)第一层次(一般产前超声检查):月经龄第14周至分娩前,主要对胎儿进行生物学测量来评估生长发育情况,不筛查胎儿畸形。

(2)第二层次(常规产前超声检查):筛查六大类致死性畸形,包括无脑儿、严重脑膨出、严重的开放性脊柱裂、严重的胸腹壁缺损伴内脏外翻、单腔心、致死性软骨发育不良。建议高龄孕妇在孕16～20周行常规产前超声检查,评估胎儿生长情况和观察胎儿体表及内脏结构发育,可以对胎儿严重畸形进行初筛,如发现异常,应立即报告产科临床医师,并转入第三层次超声检查。或者28～34周行常规产前超声检查,可以对孕晚期可能出现胎儿结构异常再次进行筛查,例如消化系统梗阻性疾病。

(3)第三层次(系统产前超声检查):俗称"大排畸",这是最详细、最重要的一次超声检查,于月经龄孕20～24周进行,此时羊水充足,子宫空间足够大,便于超声从各个角度观察胎儿。检查胎儿结构包括头颅、颜面部、颈部、心脏、双肺、膈肌、腹壁、肝、胃、双肾、膀胱、脐带腹壁入口、脊柱和四肢(不包括手、足)。

(4)第四层次(针对性产前超声检查):是针对胎儿(如有胎儿异常的高危因素等)、孕妇特殊问题(如高龄、家族史、母体血生化检验异常)等进行特

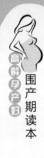

定目的的检查,包括胎儿超声心动图检查、胎儿神经系统检查、胎儿肢体检查、胎儿颜面部检查等。

此外,早孕期超声检查、一般产前超声检查、常规产前超声检查、系统产前超声检查如发现或疑诊胎儿异常等均可进行针对性产前超声检查。

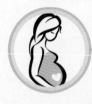 **3 孕妇需要配合做哪些准备工作?**

(1) 检查前:

一般没有特殊要求,孕妇不需要空腹,可以餐后进行检查;不需要憋尿,建议排尿后进行检查。

(2) 检查过程中:

来过超声科的朋友经常看到一些孕妈妈进进出出,反复多次检查,面容焦虑,神色紧张,有的甚至跪着做怪异的高难度动作,这是为何?

早孕期超声筛查和中孕期系统产前超声检查对胎儿体位的要求较高,如果胎儿体位不佳,往往一次不能完成,要做好检查,需要天时地利人和,医生有技巧,宝宝要配合,如果是看脸,不要趴着睡,最好脸朝医生睡;要看脊柱,不要仰着睡,最好侧着或者趴着睡……医生会嘱孕妇侧卧位,膝胸位纠正臀位、散步、进餐、血糖正常情况下可以喝咖啡或吃巧克力等来帮助胎儿活动并改变体位,甚至反复多次,这种情况下检查时间会更久,这是为了检查更加准确和完整,此时不仅医生要有耐心,还要请孕妇及家属能够体谅、理解并配合医师。如果孕妇腹壁厚,医生还会探头加压进行检查,检查过程中如有不适,也请孕妇及时告知医生。

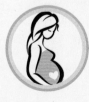 **整个孕期需要做几次超声检查?**

建议妊娠 $6\sim13^{+6}$ 周、$14\sim19^{+6}$ 周、$20\sim24$ 周、$25\sim28$ 周、$29\sim32$ 周、$33\sim36$ 周、$37\sim41$ 周进行超声检查,共 $7\sim11$ 次。妊娠早期核对孕周,尤其

是对月经周期不规律的高龄孕妇,建议在妊娠 6～8 周行首次超声检查。尤其是在 11～13^{+6} 周(早孕期超声筛查)、20～24 周(中孕期系统产前超声检查)、28～34 周(常规产前超声检查)三个重要时间段的超声检查不能错过。

做了 NIPT 后还需做早孕期超声筛查吗? 5

做了 NIPT 后仍需要做早孕期超声筛查。NIPT 是近年新兴且迅猛发展的产前筛查技术,目前主要筛查 21 -三体、18 -三体及 13 -三体综合征的风险,尤其对唐氏综合征的检出率可高达 95％。早孕期超声筛查唐氏综合征方面的价值会逐渐被 NIPT 取代,但是 NIPT 目前主要局限于 3 对染色体异常的筛查。而早孕期超声筛查不仅可检出胎儿结构畸形(伴或不伴染色体异常),对某些微缺失、微重复综合征亦有提示作用,一些研究认为还可预测子痫前期、早产、宫内发育迟缓、妊娠期糖尿病等,这些都是 NIPT 所不能取代的。

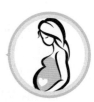

"大排畸",选择二维、三维还是四维? 6

孕妈妈们都爱子心切,生怕宝贝输在起跑线上,因此,听起来高大上的胎儿三维或四维彩超就成了孕妈妈最大的诉求,"请问你们医院是二维、三维还是四维彩超呀?"这也是门诊预约中心被询问最多的内容。

❶ 什么是二维超声

可以理解为我们通常说的 B 超,显示的是断面图像,用西瓜来举例,超声医师在屏幕上只需看到西瓜的切面,就知道是西瓜。

但是孕妈妈只有看到西瓜表面才知道是西瓜,也就是三维成像,如再加上时间轴,就是我们常说的四维成像,也就是动态的三维。通俗地说,三维成像是给胎儿拍照片,四维就是给胎儿拍录像,这些都是二维图像的计算机

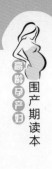

快速后期处理形成的,可以为宝宝留下在世界上第一次写真。三维、四维的优点是让孕妇直观地看懂胎儿。

❷ 分辨率

虽然三维、四维超声能够提供立体视觉感受的图像,但是分辨率低;二维超声分辨率更高,图像最清晰。二维超声是基础,疾病最终的检出结论来自二维超声图像,三维、四维只是二维超声诊断的辅助方法。

❸ 专业性

当胎儿体位合适的时候,获取漂亮的胎儿三维或四维图像对于专业超声设备和专业产前诊断超声医师来讲,是非常容易的,用胎儿系统超声检查5%的时间即可完成。超声医师95%的时间都会用在一个个的切面检查上,来检查胎儿各系统的结构是否正常。二维超声和CT、核磁共振一样是一张张断面图像,只有切开西瓜才能知道里面到底是好还是坏,如果抛开二维超声,只靠三维、四维超声检查,风险是漏掉99%的胎儿畸形。

❹ 安全性

普通三维超声探头上声波线的数量已达100多条,四维超声探头上的声波线是二维探头的数十倍。对于一个正常的胎儿,二维超声检查已经足够,三维、四维的主要作用是让准父母们看懂胎儿的大概轮廓,增加母子感情,但是需要承担风险,会让胎儿更长时间地暴露在大剂量超声波辐射下! 所以,不要被三维、四维这些"高大上"的名字蒙蔽了双眼。并且,FDA指出建议禁止非医学用途的超声检查,因为超声波是机械波,可能造成的伤害包括人体组织温度升高、组织内液体产生小气泡等。如果压力过大会造成小气泡爆裂,临床上是利用该特点进行超声治疗或者肿瘤等疾病的辅助超声诊断,而不是用于胎儿检查。

❺ 什么最重要?

重要的是谁在使用机器! 在进行胎儿大畸形筛查时,胎儿结构异常的检出率主要取决于医师的水平,而不是取决于是否采用了三维或四维技术,无论是美国妇产科医师学会(ACGO)、加拿大妇产科学会(SOGC),还是国际妇产科超声学会(ISUOG),在孕中期大排畸的临床指南中,都是常规推荐二维彩色多普勒超声。

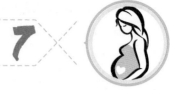

超声检查安全吗？ **7**

❶ 早孕期做阴超会导致流产吗？

早孕期做阴超是安全的。

超声是机械波，不存在电离辐射和电磁辐射，早孕期检查时间短，并且是非定点的滑行检查，所以从专业的角度讲，阴道超声不会导致流产。阴道超声是通过超声机上的特殊探头完成的，在探头上套上薄膜，将探头放入阴道进行检查。由于探头位置接近子宫和卵巢，相对于腹部超声图像更清晰，分辨率更高，检查结果更准确，且无需憋尿。特别是疑似先兆流产、异位妊娠、葡萄胎等疾病，阴超检查相对于腹部 B 超来说诊断也更加明确。

❷ "大排畸""小排畸"检查时间长，会对胎儿产生影响吗？

医用诊断超声是安全的，没有辐射，机器的各项参数设置均在安全范围内，在医用诊断超声检查历史上没有胎儿致畸的报道，并且检查过程中是动态滑行扫查，不会对同一部位进行长时间定点照射。采用二维彩色多普勒超声进行胎儿系统超声检查是安全的，也应是首选的。而且专业医疗机构的超声医生都是经过严格培训、定期考核、有产前诊断资格的医生。

做了系统产前超声检查就可以高枕无忧了吗？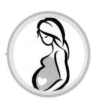

目前，中孕期系统产前超声检查仅可发现 $60\%\sim70\%$ 的结构异常，产前超声检查风险大，主要有以下几点原因：

❶ 超声检查具有局限性

目前胎儿解剖学、胎儿生理学和病理性的研究还是全新学科，因此还有很多的未知数，有待深入研究，因此有时"能发现"但并不代表"一定能发现"，例如半椎体、足内翻、消化系统疾病等。此外，由于孕妇的个体差异，包括孕周、胎儿体位、羊水、胎儿活动、胎儿骨骼声影、孕妇腹壁厚度等，一些器

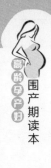

官或部位可能无法显示或显示不清。此外,如先天性代谢异常、某些神经系统畸形、隐性脊柱裂等疾病不是依赖超声能发现与诊断的。

❷ 胎儿异常可能是病理性的或生理性的。

超声是一种物理学影像学检查方法,并不是病理学诊断结果。超声检查时发现的胎儿异常,可能是病理性的,也可能是生理性的,是提供临床医师诊断的依据之一。临床确诊是结合了病史、体征、遗传咨询、医学影像、生化免疫、细胞遗传和分子遗传等资料的综合研究结果。

❸ 胎儿微小异常不能诊断。

大部分胎儿身体结构在超声下可清晰显示,但微小结构和微小畸形仍不能辨别,例如耳、指、趾、甲状腺、腭、舌等。

❹ 疾病的进展过程。

很多疾病有一个进展过程,随着孕周增加,疾病逐渐显现。例如,主动脉狭窄、肺动脉狭窄是逐步增加,早期是看不出来的;又如消化系统梗阻病变,极少数会出现在孕 24 周前,在后期可能出现肠管扩张或羊水过多的情况下才有可能被发现。

所以,医患双方必须签署知情同意书告知风险,这是产前超声检查过程中孕妇对医方理解以及医方对孕妇负责的必要手段,可以有效减少医患矛盾和纠纷。尤其在早孕期超声筛查和中孕期系统产前超声检查前应向孕妇及家属告知超声检查的重要性与局限性。影响超声对胎儿出生缺陷产前符合率的因素很多,包括产前孕检次数、胎龄、胎儿数、胎儿体位、孕妇自身因素(如肥胖、腹壁瘢痕等)、超声仪器分辨率、医生工作经验等,我们的路任重道远,需多学科携手共进!

(编者:贾赛玉)

高龄孕妇一定要剖宫产吗？

目前有两种最常用的分娩方式：阴道分娩（也就是俗称的自然分娩）和剖宫产。 自然分娩和剖宫产，我们到底该如何正确选择？

自然分娩是指通过子宫阵发性的、有力的、节律性的收缩将胎儿从阴道娩出体外的过程。 这是一种正常的生理现象。 在自然分娩过程中，如果出现了子宫收缩乏力或者产程时间过长，医生就会使用一些促进子宫收缩的药物，来增强子宫收缩力、缩短产程。 如果遇到胎头太大或者产妇体力不够时，医生就会采取一些助产方法来帮助妈妈们顺利完成分娩。 只有在妈妈遇到异常情况，或者宝宝由于某种原因出现危险、需要尽快结束分娩时，医生才会采取剖宫产，以确保母子平安。 所以，可以看出，剖宫产是一种迫不得已的应急手段，是一种选择性、补救性的手术。

自然分娩和剖宫产对妈妈和宝宝都有着不同的影响。首先我们来比较一下这两种方式的优缺点。

两种分娩方式的优缺点 **1**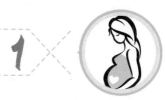

❶ 阴道分娩

（1）阴道分娩的优势

对胎儿：

① 自然分娩的胎儿经过子宫收缩和产道的挤压，使胎儿肺里和呼吸道内的羊水和黏液得以流出，减少了新生儿羊水、胎粪吸入性肺炎的发生。

② 胎儿胸廓受到节律性的压缩和扩张，促使胎儿肺部产生一种肺泡表面活性物质，使胎儿出生后肺泡具有弹性，有利于肺的扩张。

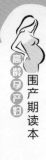

③ 分娩过程中,胎儿头部不断受挤压,刺激胎儿呼吸中枢,有利于新生儿出生后建立正常呼吸。

④ 胎儿在产道内受到各种感官的锻炼,促进大脑及前庭功能发育,对今后的运动及性格均有好处。

⑤ 自然分娩的婴儿能从母体获得一种免疫球蛋白 IgG,出生后机体抵抗力增强,不易患传染性疾病。

⑥ 因胎儿经过主动参与一系列适应性转动,其皮肤和末梢神经的敏感性增强,为日后身心协调发育打下了良好的基础。

对孕妇:

① 经过阴道分娩的产妇身体恢复速度大大快于剖宫产,一般在分娩结束后稍事休息即可下床活动,立即进食,并发症少,会阴伤口愈合也较快,能有较多精力照顾宝宝。

② 能够尽早地进行母乳喂养,促进子宫收缩,加快康复。

③ 自然分娩住院费用比剖宫产费用低,经济上来说更为合算,减少了不必要的开支。

(2) 阴道分娩的不足

自然分娩对于孕妇的耐力和意志力是一种极大的考验,有些产妇因精力耗尽而无法坚持;高龄产妇身体功能的老化是自然分娩的不利因素,可导致分娩时医疗干预率上升,或是出现胎儿宫内缺氧而最终转为剖宫产结束分娩;分娩过程中少数人有发生软产道裂伤的可能。

❷ 剖宫产

(1) 剖宫产的优势

剖宫产是一种帮助临床难产或产程不顺利产妇分娩的辅助生产方式。另外,剖宫产有硬膜外麻醉镇痛,可以减轻产妇的疼痛和紧张情绪,避免劳累。

(2) 剖宫产的不足

对胎儿:

① 剖宫产分娩的孩子由于没有经过产道挤压过程,湿肺、新生儿吸入性肺炎等并发症比自然分娩多。

② 剖宫产时胎儿容易发生许多意想不到的并发症和后遗症,有时因窒息而损伤新生儿大脑,所导致脑瘫的机会也会加大,同时更容易患统合失调

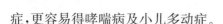

症,更容易得哮喘病及小儿多动症。

③ 剖宫产胎儿缺乏获得抗体的过程,日后抵抗力会较自然分娩的胎儿差。

对产妇:

① 剖宫产是手术分娩,手术可能出现一些并发症,如肠管、膀胱损伤,子宫切口裂伤或愈合不良致产后出血和感染。

② 手术使得产妇变成真正的病人,影响身体恢复。

③ 剖宫产之后子宫将留下永远的瘢痕,当再次妊娠时,有发生子宫瘢痕妊娠的风险,也就是如果胚胎着床在瘢痕处,这样的妊娠可能发生大出血、膀胱损伤等;即便胚胎未在瘢痕处着床,随着妊娠子宫的持续增大,瘢痕也将越来越薄,子宫破裂的风险大大增加。

④ 大家都知道羊水栓塞是一种非常凶险的产科并发症,而剖宫产发生羊水栓塞的风险是自然分娩的 2～3 倍。

通过上面的比较,我们不难看出,自然分娩具备更多的优越性。对一个身体健康的孕产妇来说,自然分娩是水到渠成、最自然不过的事情了。当然,由于孕妇和胎儿情况各有不同,医生专业的判断、合理的选择尤为重要。所以,广大高龄孕妈妈们,一定要充满信心的对待分娩,孕期定期产检,合理饮食,适当运动、控制好体重和胎儿大小,遵从医生的建议和指导,优先选择自然分娩。

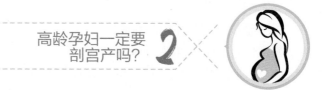

高龄孕妇一定要剖宫产吗？ 2

❶ 高龄不是剖宫产术的指征

尤其是 40 岁以下的孕妇,其阴道分娩的成功率及安全性与适龄初产妇无显著差异。

（1）高龄孕产妇具有较高的知识水平,稳定的职业和较好的经济条件,生活经历和阅历较年轻产妇丰富,知识层次可能更高,参与选择分娩方式的意愿更加积极主动,她们明白分娩过程可能出现的情况,也有更多人能支持她们,身心的成熟和相对充分的支持也有助于顺产。

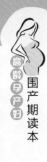

(2) 如果怀孕后高龄孕妇能够有一个健康的生活方式,控制体重合理增长,避免形成巨大胎儿;同时,坚持规律的产前检查,早期发现及预防子痫前期等妊娠期并发症的发生或延缓其病情加重,合并 GDM 的高龄产妇通过饮食调整及增加运动能够将血糖控制在正常范围内;另外,加强对高龄孕产妇的心理疏导,消除其紧张焦虑情绪,一般都可以正常经阴道分娩的。

(3) 对于合并子宫肌瘤者,如肌瘤不是很大且其位置不阻塞产道仍可以考虑阴道分娩,但产程中仍需注意胎方位及胎先露下降情况,并监测产程进展,及时发现难产,必要时及时改变分娩方式。

❷ 高龄孕妇选择剖宫产分娩的概率较高

可能是因为:

(1) 高龄产妇孕期多合并有妊娠期高血压疾病、前置胎盘等并发症,或因瘢痕子宫(既往有剖宫产史或腹腔镜子宫肌瘤剔除史)担心阴道分娩有子宫破裂的风险。

(2) 高龄产妇子宫收缩力降低,发生难产的风险增加,故自身对阴道分娩缺乏信心。

(3) 有些高龄产妇是因再婚或前一个孩子意外夭折,特别珍视胎儿,不愿再冒风险去阴道试产,故而选择自认为相对安全的剖宫产分娩。

(4) 阴道分娩的不确定因素较多,为减少医疗纠纷,产科医生常对高龄产妇放宽剖宫产指征。

❸ 一胎剖宫产,二胎一定要剖吗?

随着前些年我国的高剖宫产率,高龄妇女面临着瘢痕子宫,这也给再次妊娠带来了许多问题,分娩方式的选择也是其中之一。目前,大多数医院为避免阴道试产发生子宫破裂的风险,对剖宫产再孕者多数选择再次剖宫产分娩。但是,第一胎是剖宫产,第二胎就一定得剖吗? 当然不是,既往有剖宫产术史的高龄孕妇,有阴道试产意愿者经医生评估具备阴道试产条件时,充分告知风险并知情选择后,可阴道试产。剖宫产术后再次妊娠阴道试产需满足如下条件:

(1) 孕妇及家属有阴道分娩意愿是必要条件。

(2) 医疗机构有抢救剖宫产术后再次妊娠阴道分娩(vaginal birth after cesarean,VBAC)并发症的条件及相应的应急预案。

(3) 既往有一次子宫下段横切口剖宫产史,且前次剖宫产手术顺利,切口无延裂,如期恢复,无晚期产后出血、产后感染等;除剖宫产切口外子宫无其他手术瘢痕。

(4)胎儿为头位。

(5)不存在前次剖宫产指征,也未出现新的剖宫产指征。

(6)2次分娩间隔≥18个月。

(7)B超检查子宫前壁下段肌层连续。

(8)估计胎儿体质量不足4 000 g。

以下情况是剖宫产术后阴道试产(trial of labor after cesarean,TOLAC)的禁忌证:

(1)医疗单位不具备施行紧急剖宫产的条件。

(2)已有2次及以上子宫手术史。

(3)前次剖宫产术为古典式剖宫产术、子宫下段纵形切口或"T"形切口。

(4)存在前次剖宫产指征。

(5)既往有子宫破裂史或有穿透宫腔的子宫肌瘤剔除术史。

(6)前次剖宫产有子宫切口并发症。

(7)超声检查胎盘附着于子宫瘢痕处。

(8)估计胎儿体质量为4 000 g或以上。

(9)不适宜阴道分娩的内外科合并症或产科并发症。

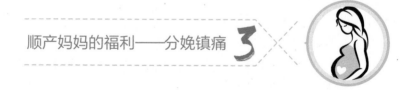

顺产妈妈的福利——分娩镇痛 3

❶ 什么是分娩镇痛?

分娩镇痛就是利用各种医学措施,对分娩疼痛进行缓解,可在一定程度上消除准妈妈对顺产的恐惧,而且也会让准妈妈在第一产程得到充分休息,为之后的分娩保存体力。分娩镇痛可分为药物镇痛和非药物镇痛,目前应用最为普遍的方法是硬膜外阻滞药物的镇痛分娩法。

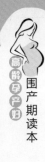

❷ 分娩镇痛怎么打？

一般采取硬膜外麻醉分娩镇痛。硬膜外麻醉是医生在产妇的腰部硬膜外腔放置药管，药管中麻醉药的浓度大约只有剖宫产的 1/5，所以安全性很高。一般麻醉 10 分钟，疼痛就开始降低，是目前大多数医院普遍采用的镇痛方法。

❸ 药物镇痛分娩是在彻底"消灭"产痛吗？

不是。镇痛分娩是通过阻滞部分痛觉神经的传导，以此缓解宫缩带来的疼痛，也就是说镇痛分娩是减轻产痛，起到镇痛的作用，而不是让产痛消失。

❹ 镇痛分娩了，还用使力气吗？

需要。镇痛分娩所用的药物只是麻痹准妈妈的痛觉神经，但是运动神经是不受影响的，所以分娩期间，准妈妈的肌肉活动是不受影响的，能够感觉到腹肌收缩和子宫收缩，可以根据医务人员的指令用力，促进分娩的自动完成。

❺ 药物镇痛分娩对宝宝的健康影响大不大？

不大。实施分娩镇痛是以维护母亲和胎儿的安全为最高原则，由于分娩镇痛所使用的药物浓度和剂量都是安全的，能经过胎盘进入胎儿体内的药物量更是微乎其微，所以不会对宝宝产生不良影响，更不会阻碍宝宝的脑部发育。

❻ 所有的准妈妈都可以药物镇痛分娩吗？

不是所有。

① 如果准妈妈有阴道分娩禁忌证，如胎盘早剥、前置胎盘、胎儿宫内窘迫等，不适合镇痛分娩。

② 准妈妈有麻醉禁忌证，如对麻醉药或者镇痛药过敏、耐受力超强等，不适合镇痛分娩。

③ 准妈妈有凝血功能障碍，也不能采用镇痛分娩。

④ 准妈妈有合并心脏病、腰部外伤史等情况，应提前告知医生，由医生决定是否进行镇痛分娩。

❼ 如果不能顺产要改剖宫产，需要重新打麻醉吗？

不需要。在试产过程中一旦需要改做剖宫产，因为已经在硬膜外腔置入了导管,可以立即注入麻醉药,缩短了剖宫产的麻醉准备时间,原来用于分娩镇痛的镇痛泵和镇痛药还可以继续用做术后镇痛,也减少了剖宫产麻醉和术后镇痛的费用。

温柔的一刀——会阴切开 4

❶ 什么是会阴侧切?

会阴指的是阴道与肛门之间的软组织,当婴儿的头快露出阴道口时,在会阴附近施予局部麻醉,然后用剪刀剪开会阴,使产道口变宽,以便于胎儿的产出,这就是所谓的会阴切开术。会阴切开是一种助产手段,通常包括会阴侧切与正中切开。说到侧切,大部分孕妈妈内心都是恐惧和拒绝的,但是,有时候为了自己好或者宝宝好,可能需要这温柔的一刀。

❷ 顺产都需要做侧切吗?

由于初产妇会阴紧张,根据亚洲人的身体条件,通常做会阴侧切或正中切开手术助产。如果产妇会阴条件理想,而且又能很好地配合会阴保护,可以不做侧切;通常经产妇不需要侧切。

❸ 什么情况需要会阴切开?

(1)准妈妈会阴条件欠佳

如果会阴组织弹性差,或者阴道口窄小,或者是会阴部有炎症、水肿之类的异常情况,医务人员会考虑做会阴切开。如果不进行会阴切开,很有可能会在胎儿头部娩出时造成严重的会阴撕裂伤,不但增加医生缝合的难度,也会延长缝合的时间,增加产妇的痛苦,之后还会延长伤口愈合的时间,愈合后留下的瘢痕也会影响会阴部整体的美观性。

(2)加快产程进展的需要

35岁以上的准妈妈,如有心脏病、高血压、糖尿病等高危情况的产妇,可能无法耐受较长的产程,为了加快产程进展需要进行会阴切开,以防体力消耗太大、产力下降延长产程导致胎儿缺氧。

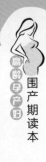
（3）宝宝的头娩出困难时

如果宝宝的头比较大或者是位置不正，使得胎头阻滞于会阴处，无法顺利娩出时，就需要会阴切开。如果胎头卡在产道里面过度受到挤压，就可能发生缺氧，威胁宝宝健康。

（4）宝宝的状况不好时

如果宫口已经开全，胎头比较低，但是胎心监护状况不太好，或者羊水浑浊、混有胎粪考虑宝宝宫内状况不良时，必须做会阴切开，便于助产人员协助宝宝尽快娩出，及时实施相关检查和救护措施。

❹ 会阴侧切痛吗？ 需打麻醉吗？

在进行会阴侧切术时，会先行局部浸润麻醉，可能会有一些感觉，但麻醉可以减轻大部分产妇的痛感。

❺ 会阴切开后需要注意什么？

产妇可以正常如厕，只是前几天伤口会疼痛，需要稍加忍耐，并且要注意会阴清洁问题，以避免细菌感染。尽量避免恶露留在侧切伤口里，如果是左侧会阴切开，建议右侧卧，保持左侧伤口的清洁及干燥，利于伤口愈合。

❻ 侧切伤口多久可以长好？

一般不严重的伤口 3～4 天就不会痛了，而且阴道附近供血充足，只要没有被细菌感染，大约一周伤口就可以愈合了。

❼ 侧切的伤口会影响以后第二胎吗？

会阴部位的血液循环很好，血流量很充足，所以伤口愈合的能力非常好，通常不会影响到第二胎的生产。

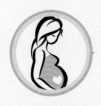 **5** 低位难产的助手——产钳

❶ 什么是产钳？

产钳是阴道助产的一种医疗器械，产钳通常分为两叶，两叶之间形成胎儿头大小，与胎儿头形状类似的空间。将胎头环抱保护其中，以免胎儿头受

挤压。助产者手扶钳柄,轻轻向外牵拉,帮助将胎儿头娩出。

❷ 什么时候需要拉产钳?

通常在产妇试产过程中,当子宫收缩乏力,第二产程延长;或产妇患有某些疾病,不宜在第二产程过度用力;或胎儿在宫内缺氧,医生会建议用产钳助产缩短第二产程,使宝宝尽快分娩。

❸ 产钳对宝宝有什么影响吗? 宝宝会脑瘫吗?

不会。产钳是助产的方法,只要手法得当,放置产钳的位置得当,通常对胎儿没有什么损伤。

❹ 产钳对产妇有什么影响呢?

通常拉产钳需要一个稍大的会阴侧切口以扩张会阴部至可以容纳产钳置入阴道中,因为是有器械操作,可能阴道会有裂伤,但通常这些伤口可以及时进行缝合。

❺ 如果拒绝产钳术,要求剖宫产可以吗?

理论上是可以的,但是如果胎头已经下降到产钳可以处理的位置,剖宫产手术也存在较大风险。需要根据生产时的具体情况由医生与家属取得良好的沟通后决定。

综上所述,对于高龄孕产妇选择何种分娩方式,应根据其自身情况来定。分娩年龄≥35岁的孕妇,会被医生列为"高危",高危意味着医生将向您提供比适龄孕妇更多的检查和关注,但这并不意味着失去阴道分娩的机会。在充分了解了上述知识后,结合自身的条件和医生的合理化建议,相信你会做出适合的选择。

(编者:王 丽)

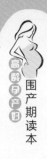

高龄孕产妇产后康复

　　随着"二孩政策"的开放，高龄孕产妇比例逐年攀升，产后康复应运而生并迅速发展。 一方面高龄孕产妇在孕期出现合并症的风险高、流产风险大、剖宫产率高，加之孕期卧床保胎、孕期活动较少、体重增加过多等都增加了产后恢复不良的风险；另一方面高龄孕产妇自身修复能力下降，产后出现恶露不净、子宫恢复不良、盆底肌功能障碍、腹直肌分离等情况较适龄生育产妇明显升高，所以高龄孕产妇产后及时、科学康复显得尤为关键。

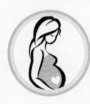 **1　正常产后恢复**

　　顺产的孕产妇，产后 2～3 天仍会感觉到较强烈的宫缩，你会觉得小腹部有一个像拳头一样的"硬块"，不要担心，那是你的子宫在恢复，毕竟怀孕到后期我们的子宫变得像排球一样大，产后 1 周左右子宫会回到盆腔里面，产后 6 周就可以恢复到鸡蛋大小，同时产妇开始泌乳。剖宫产的孕产妇手术后 10 天左右，伤口会愈合，但手术带来的疼痛可能会持续几周时间。基本到产后 6 周（42 天），我们的子宫就应该恢复得差不多啦，恶露排干净、子宫大小恢复正常，此外盆底肌力量恢复到 3 级以上、腹直肌恢复到 2 cm 以内，但因为母乳喂养，我们体内的激素水平仍不同于孕前，所以身材还没有恢复到最佳。

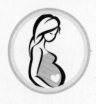 **2　耻骨联合分离治疗（骨盆修复）**

　　耻骨联合分离是产后少见的并发症，其发病率约为 1/30 000～1/300，

约 31.7% 的孕产妇发生过耻骨联合区疼痛或不适，初产有耻骨联合分离，再次怀孕分娩复发风险大，针对高龄宝妈的耻骨联合分离的发病率未见报道。正常情况下耻骨联合间隙为 4～5 mm，可允许 0.5～1 mm 的移动。孕期随着激素水平的变化（主要是松弛素的分泌增加），此间隙可增宽 2～3 mm，轻度的间隙增宽有利于孕产妇分娩，然而间隙超过 10 mm 时，通常会出现局部疼痛和下肢抬举困难等功能障碍，也叫耻骨联合分离。如果孕产妇在孕期和产后出现耻骨联合处疼痛，尤其产后仍有骨盆前方疼痛，少数孕产妇会出现腰背部、腹股沟区疼痛。如果出现，耻骨联合分离又该如何康复呢？

◎ 康复治疗或者锻炼方法

❶ 正确使用骨盆带

疼痛较轻的孕产妇可以通过合理佩戴骨盆带有效缓解疼痛，孕产妇要根据自己的臀围选择适合尺码的骨盆带，仰卧位佩戴，将骨盆带展开，对准胯部最宽处，骨盆带位于胯部中间，调整松紧至紧而不勒，利用魔术贴贴好。戴上后感觉舒适且不移位为佳。佩戴骨盆带时，要尽量少走动，平常的走路动作也不宜过大。因为平躺时的佩戴效果最佳，建议如果不影响睡眠，夜间也可佩戴，尤其夜间喂奶时要佩戴骨盆带。

❷ 低频电刺激治疗

耻骨联合疼痛严重的，会严重影响孕产妇的生活质量，诱发焦虑和产后抑郁情绪，还会影响正常的产后哺乳。因此，如疼痛严重的话，建议佩戴骨盆带联合电刺激治疗，低频电刺激可以有效缓解局部疼痛，促进血液循环、止痛物质产生，临床上绝大多数孕产妇在电刺激治疗 3～5 次后均能收获较好疗效。

如果出现严重影响睡眠、母乳喂养、下肢活动，产妇要及时就医，明确诊断，就严重程度选择家庭康复、保守治疗或手术治疗。

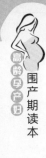

3 子宫复旧

高龄孕产妇产后出现产后子宫恢复不良的发生率较高,主要表现为产后2周仍有血性恶露、产后6周恶露仍未干净、B超提示子宫大、恶露反复……那如何预防呢?

高龄孕产妇产后要及早下床活动,顺产孕产妇建议产后当天即可在家人辅助下完成上厕所等活动,产后第2天可开始适当散步,此时若腰部乏力或疼痛应佩戴束腹带(注意松紧适宜)。剖宫产的由于伤口疼痛,严格绑腹带保护伤口,产后1周后可下床做简单的运动,一周内建议卧床活动,例如呼吸节律训练、上肢关节活动、小幅度的扩胸运动、下肢踝泵运动等都是不错的选择,产后科学活动可以促进恶露排出,有利于子宫恢复。若产后42天仍恶露未净,应及时至医院就诊,遵医嘱接受子宫复旧康复治疗、药物治疗等。

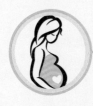

盆底肌训练

盆底肌犹如一张吊床,牢牢托住膀胱、子宫、直肠,让这些脏器保持在正常的位置发挥作用,一旦盆底肌力量下降,盆底肌肉的支撑功能下降,逐渐就出现盆底功能障碍性疾病(尿失禁、脏器脱垂、粪失禁、性功能障碍等)。盆底肌功能障碍的危险因素很多,如年龄、体质指数、怀孕分娩史等,所以高龄孕产妇要特别关注盆底肌的恢复。

漏尿和便秘是高龄孕产妇常见的盆底肌障碍表现,若无流产、早产等高危风险,高龄孕产妇在孕28周以后坚持Kegel运动可以有效减少盆底肌功能障碍的发生,顺产后3天、剖宫产后7天应尽早开始Kegel运动。

产后42天检查进行盆底肌力筛查,若肌力<3级,应考虑低频电刺激结

合生物反馈的盆底肌康复治疗,,并坚持较长期的家庭训练。电刺激治疗可以有效提高盆底肌中慢肌纤维的抗疲劳性,增加肌肉纤维的募集和活跃度,促进盆底肌血液循环,尤其对于盆底肌无收缩感的产妇能有效肌活盆底肌肉,增加本体感觉的反馈,提高产妇的恢复信心。

Kegel 运动锻炼方法:放松全身,尤其放松腹部、臀部、大腿肌肉,然后做提肛运动。

慢肌训练:收缩保持 3～5 秒,放松休息 10 秒。

快肌训练:快速收缩放松 5 次,放松休息 10 秒。

一次累计训练时间 10～15 分钟,一天训练 2～3 次。

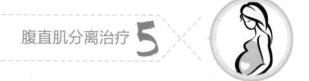

腹直肌分离治疗 **5**

孕期随着腹围的逐渐增大,腹直肌被拉长,当腹直肌从腹白线(连接两块腹直肌的肌腱组织)向两侧分开,则出现了腹直肌分离,本身这是孕期的正常现象,产后 42 天会自然恢复到 2 cm 以内,这里教大家一个自我检查腹直肌的方法:

(1)仰面平躺,膝盖弯曲。

(2)尝试做仰卧起坐,头和肩轻轻抬离地面,注意肩胛骨不离开床面,把一只手依次放在肚脐、肚脐上 3 cm、肚脐下 3 cm 的位置上,您应该能感觉到腹肌聚拢,感受腹直肌之间的距离。

(3)判断方法:间隙在 2 cm 以内是正常的;2～3 cm 之间可以家庭训练,或者门诊随诊;大于 3 cm 建议电刺激训练结合下腹部肌肉训练,并且避免做仰卧起坐、卷腹、躯干扭转等运动。

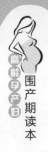

6 形体恢复

　　每个准妈妈都希望自己长胎不长肉，产后迅速恢复苗条身姿，有些产妇为了产后迅速恢复苗条身材，不惜拒绝母乳喂养，早早穿上塑身衣……其实这些都是不可取的。

　　想要将怀孕分娩对身材的影响降到最低，需要我们从怀孕开始就要均衡饮食、适当运动，合理控制孕期体重，产后母乳喂养。所以哺乳期间荤素搭配，合理膳食，并且配合产后及时、科学运动，以及康复锻炼，这些都有利于新妈妈们维持苗条身姿。

（编者：胡慧文）

高龄产妇的产后避孕准则

　　产后避孕是指在正常分娩或剖宫产后性生活恢复时所采取的适宜避孕措施。由于产后哺乳的特殊性，一些女性误认为产后哺乳期间月经没有复潮就不会怀孕，或者认为性生活次数少怀孕概率低，就不采取避孕措施，导致在产后近期内怀孕。据统计，产后一年内人工流产数量占同期人工流产总数的 10.76%，其中高危流产占比81.5%。在产后一年内人工流产的妇女中，未采取避孕措施的比例达 56.1%。人工流产对女性生育能力损害严重，特别是重复人工流产发生输卵管堵塞、宫腔粘连、子宫内膜异位症和继发不孕等并发症的风险更高。

产后短期内再次妊娠的危害有哪些？ **1**

❶ 对母亲

　　（1）过短的生育间隔容易导致自然流产和死产的发生。

　　（2）人工流产发生严重并发症的风险上升。产后短期内再怀孕，尤其是剖宫产术后哺乳期间，由于女性体内激素水平的变化，子宫的质地变得很软，加之子宫刚经历了分娩，手术的"创伤"刚刚恢复，行人工流产术发生子宫穿孔的概率明显高于非哺乳期。

　　（3）营养不良、贫血等并发症发病率上升。由于生育间隔时间过短可影响母体铁元素和叶酸营养素的储存，影响母体营养的吸收，从而直接导致母儿的贫血和营养不良的发生。

　　（4）生育间隔时间过短也会使乳汁分泌减少，乳汁成分发生改变，从而影响母乳喂养和婴儿的健康。

　　（5）剖宫产术后短期内再次妊娠，子宫破裂的风险大大增加。

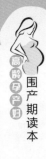

❷ 对胎儿

(1) 低出生体重的发生率上升。

(2) 早产的发生率上升。

(3) 小于胎龄儿的发生率上升。

大量研究结果表明,无论剖宫产或顺产,产后 24 个月再怀孕,有利于把不良母婴结局的发生率降到最低。世界卫生组织为了减少母体、围产期胎儿和新生儿的不良结局,建议应至少在活产后 24 个月(2 年)之后再次妊娠。如果妈妈的年龄已经超过 35 岁,考虑到作为高龄产妇会带来的风险,综合权衡早生、晚生二胎的风险,建议至少等到产后 12 个月再怀孕。

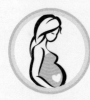

2 产后多久就有可能恢复排卵,再次受孕?

产后生育力恢复的标志不是易觉察的月经恢复,而是排卵功能恢复:

若选择人工喂养——产后 4 周恢复排卵;

若选择混合喂养——产后 6 周恢复排卵;

若选择纯母乳喂养,且月经尚未恢复——产后 6 个月恢复排卵。

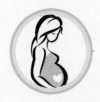

3 产后避孕的误区

❶ 哺乳期不会怀孕?

确实有一种"哺乳闭经"避孕法,哺乳闭经避孕法是指利用妈妈母乳喂养的行为,抑制或推迟排卵功能的恢复,不使用任何药具达到避孕效果的自然方法。在选择哺乳闭经避孕法前,请新妈妈们先回答以下三个问题:

Q1:月经是否恢复?

Q2:除母乳外,是否给婴儿补充任何食物或饮料?

Q3:婴儿是否超过 6 个月大?

如果这三个问题的答案都是"否",才能达到一定的避孕效果。如果上述三个问题有一个回答"是",则需要选择其他避孕方法。注意:使用哺乳闭经避孕法的妈妈,需要持续观察这三个要素是否一直同时存在。

❷ 产后没来月经前同房不会怀孕?

有的新妈妈觉得产后还没来月经,这段时间是不会怀孕的。其实不然!因为产后第一次的排卵不一定是在月经出现之后,有些人是在月经出现之前。因此,如果认为等月经恢复了,再采取避孕措施,那么就可能会产后短期内再次怀孕。如前所述,产后生育力恢复的标志不是易觉察的月经恢复,而是排卵功能恢复。

❸ 产后偶尔同房一两次不会怀孕?

一些小夫妻心存侥幸,觉得产后大部分精力都放在孩子身上了,一个月也同房不了两次,偶尔的一次不会怀孕。加之有些新妈妈因为刚生完孩子,觉得采取避孕措施不舒服,因此选择不避孕。这些侥幸心理都有可能酿成"大祸",如果产后没采取避孕措施同时月经又迟迟未来,则需留意再次怀孕的可能。

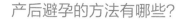 产后避孕的方法有哪些?

❶ 避孕套的"完美使用"

产后的女性采用最多的避孕措施是使用避孕套。哺乳期妈妈怕影响乳汁的质量,大多采取物理方法避孕,认为这是最安全的。但是不少人对避孕套的使用存在误区。"完美使用"的规则是:用之前和之后需仔细检查,并且是全程使用,期间还需保证没有脱落、滑脱等情况。即便如此,"完美使用"的失败率也在2%左右,而大多数人的使用失败率是在7%～10%,因为很多人不能做到很规范的使用。

❷ 复方口服避孕药

哺乳女性6个月之内不建议使用。产后哺乳的女性6个月之内不建议使用复方口服避孕药。因其是复方雌孕激素的合剂,会影响乳汁质量。复

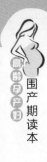
方口服避孕药的优点是代谢速度快、短效、规律月经、治疗痛经,会让卵巢短暂休息。而产后不哺乳的女性21天内不建议使用,因有可能会增加血栓概率。

❸ 宫内节育器

为了较好的生育间隔,世界卫生组织于2013年发布《产后计划生育规划策略》,将长效避孕方法列为产后避孕方式的主要推荐方式。主要包括:宫内节育器IUD/宫内缓释系统IUS(曼月乐)和皮下埋植。我国规定,宫内节育器的放置时间一般为产后3个月以上,剖宫产则需要在半年以上。宫内节育器具有长效、高效、可逆、不影响哺乳等特点。放置后早期可能有出血模式的改变,需定期复查,观察有无下移、脱落等情况发生。

❹ 皮下埋植

皮下埋植避孕是一种长效可逆的避孕方法。它是一种避孕药物缓释制剂,将含有一定剂量孕激素的小软棒,置于女性上手臂内侧,通过避孕药的缓慢释放,从而达到长效避孕的效果,植入24小时后即开始起到避孕效果。皮下埋植在产后6周便可进行,其使用的单孕激素少量通过乳汁分泌不影响孩子生长发育,避孕效果非常高效,达到99.9%。对于生殖道畸形,比如子宫有纵膈、双子宫等不适合采用宫内节育器的女性更适合。但放置初期同宫内缓释系统IUS类似,有出血模式的改变,如点滴出血、月经量减少等。

除上述避孕方法外,绝育术即双侧输卵管结扎术也是产后可以采用的避孕方法。因为该方法较以上几种相对有创,且需进行一次进入腹腔的手术,而且不可逆,目前在我国,尤其是在相对发达的地区,专门为了绝育而进行此手术的人群已越来越少。但对于剖宫产终止妊娠的女性,如果无生育要求,可术中同时行双侧输卵管结扎。

总之,无论采用何种避孕方法,有效、可靠的避孕是关键,应避免产后短期内计划外妊娠,减少因此对女性及婴儿造成的危害和创伤。

(编者:王 丽)

高龄孕妇产前检查一览表

	常规检查及保健	备查项目
第 1 次检查 (6~13^{+6}周)	1. 建立妊娠期保健手册 2. 确定孕周,推算预产期 3. 登记高危因素,进行妊娠风险筛查和动态评估,将橙色、红色、紫色标的高危孕产妇纳入高危专案管理 4. 血压、体重指数、胎心率 5. 血常规、尿常规、血型(ABO 和 Rh)、空腹血糖、肝功能和肾功能、乙型肝炎病毒表面抗原、梅毒螺旋体和 HIV 筛查、HCV 筛查、甲状腺功能筛查、心电图等(注:孕前 6 个月内已查的项目,可以不重复检查) 6. 孕 6~8 周行 B 超检查(核实孕周并明确是否宫内或宫外妊娠、胚胎数量(多胎妊娠应了解其绒毛膜性)、胚芽大小、胎心是否存在,剖宫产术后再次妊娠者应注意受精卵的着床位置等)	1. 宫颈细胞学检查 2. 母儿血型不合血清学初查抗 D 滴度的检测(RH 血型阴性者) 3. B 超测量胎儿 NT 厚度(11~13^{+6}周) 4. 绒毛活检(10~12 周)
第 2 次检查 (14~19^{+6}周)	1. 分析首次产前检查的结果 2. 血压、体重、宫底高度、腹围、胎心率 3. 高龄孕妇首选侵入性产前诊断——羊膜腔穿刺检查胎儿染色体(16~22 周,针对预产期时孕妇年龄≥35 岁)	拒绝行侵入性产前诊断或者有禁忌证的孕妇可考虑行无创产前基因检测——NIPT(12~26 周,此方法有局限性)
第 3 次检查 (20~23^{+6}周)	1. 血压、体重、宫底高度、腹围、胎心率 2. 妊娠 20~24 周胎儿系统 B 超筛查(除外胎儿结构异常及了解胎儿发育情况;必要时行 MRI 检查、基因检测等) 3. 尿常规 4. 血常规	早产高危者:B 超测量宫颈长度＋胎儿纤维连接蛋白 fFN 检测(24~35 周)
第 4 次检查 (24~27^{+6}周)	1. 血压、体重、宫底高度、腹围、胎心率 2. 血常规、尿常规 3. 妊娠满 24 周后尽早行糖耐量筛查——75 g OGTT	1. 母儿血型不合血清学复查抗 D 滴度的检测(RH 血型阴性者) 2. 甲功筛查、血脂分析 3. 25-羟维生素 D
第 5 次检查 (28~31^{+6}周)	1. 血压、体重、宫底高度、腹围、胎心率、胎位 2. 产科 B 超检查 3. 血常规、尿常规、肝肾功能、胆汁酸	1. 母儿血型不合血清学复查 2. 血清铁蛋白、E3
第 6 次检查 (32~36^{+6}周)	1. 血压、体重、宫底高度、腹围、胎心率、胎位 2. 血常规、尿常规、白带常规 3. NST 检查(高龄高危者建议 32~34 周开始)	1. GBS 筛查(35~37 周) 2. 心电图复查(高龄高危者)

	常规检查及保健	备查项目
第7~11次检查 （37~41^{+6}周）	1. 血压、体重、宫底高度、腹围、胎心率、胎位 2. NST 检查（每周 1 次） 3. 产科 B 超检查	1. 评估分娩方式：高龄不是剖宫产术的指征，尤其是 40 岁以下的孕妇，其阴道分娩的成功率及安全性与适龄初产妇无显著差异；对有强烈剖宫产术分娩意愿的高龄孕妇可酌情放宽剖宫产术的指征。既往有剖宫产术史的高龄孕妇，有阴道试产意愿者经评估具备阴道试产条件时，充分告知风险并知情选择后，可阴道试产。文献报道，高龄孕妇妊娠 40 周后发生胎死宫内的概率增高，建议年龄≥40 岁的高龄孕妇在妊娠 39~40 周终止妊娠。 2. 监测血 E3 了解胎盘功能

注：

一、高龄妇女妊娠前应评估：① 是否患有慢性疾病，若有慢性疾病是否稳定，是否处于用药期；了解高龄妇女的既往生育史，不良孕产史。既往有分娩史，应了解其既往妊娠、分娩及新生儿的情况。② 体格检查：包括呼吸、心率、血压等生命体征检查，并计算其妊娠前体质指数（BMI），尽量将妊娠前 BMI 控制在 18.5~23.9 kg/m^2。BMI≥25.0 kg/m^2 的妇女妊娠前应适当减重，减重速度通常不应超过每周 1.5 kg。③ 常规妇科检查：排除妇科疾病，必要时给予治疗。④ 辅助检查：应行子宫颈细胞学检查（1 年内未查者）；针对基础疾病的检查，如患高血压及心脏疾病的高龄妇女应进行心功能检查及评估，患免疫系统疾病的高龄妇女应行相关的免疫抗体检查等。⑤ 既往有遗传病家族史、畸形儿分娩史、夫妇之一有染色体异常的高龄妇女应进行妊娠前遗传咨询，以评估是否可以生育、停止生育或妊娠后结合产前诊断结果再决定是否继续妊娠等。评估妊娠后有无高危因素及适宜的产前检查方法。

二、妊娠期高血压疾病的孕妇监测尿蛋白和血常规，服用阿司匹林者监测血小板聚集试验、D-二聚体、FDP。

三、甲功异常或甲状腺自身抗体阳性者每 4~6 周进行甲状腺功能筛查。

四、TORCH 在孕前筛查或孕期有针对性筛查。

围产期保健手绘

孕前保健 （孕前3个月）

一·健康教育及指导

1. 有计划.有准备.避免高龄.

2. 合理营养.控制体质量增加.

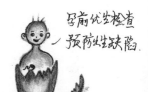

孕前优生检查
预防出生缺陷.

3. 补充叶酸 0.4~0.8 mg/d 或含叶酸的复合维素.
   既往生育过神经管缺陷儿的孕妇.则需补充叶酸 4 mg/天.

4. 有遗传病.慢性病.传染病.准备妊娠的妇女.予评估指导.

5. 合理用药

6. 避免接触有毒有害物质. 避免密切接触宠物

看看可以
不要碰

7. 改变不良生活习惯

8. 保持心理健康.

9. 合理选择运动方式.

周笨医生手绘
2020.7.28

1.

二、常规保健（针对所有计划妊娠的夫妇）

评估孕前高危因素

1. 双方健康状况

2. 评估既往病史.不宜妊娠应及时告之.

3. 了解不良孕产史.前次分娩史.是否瘢痕子宫.

4. 生活方式.饮食营养.职业状况及工作环境.
   运动（劳动）情况.家庭暴力.人际关系等.

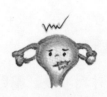

体格检查

1. 全面体检.包括心肺听诊.

2. 测量血压.体质量.计算体质指数.

3. 常规妇科检查.

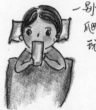
一别说累
爬上床你还能
我很久和～

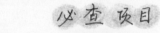

 血常规   空腹血糖   艾滋病

 血型 ABO.Rh.   乙肝   地中海贫血

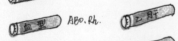 甲状腺   梅毒   尿常规

 备查项目

 宫颈TCT   淋病   心电图
1年内未查者.   沙眼衣原体
                 BV.

   TORCH   血脂
甲功   759糖
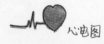

周华医生手绘
2020.7.28

孕期保健

首次产前检查 (6～13周[+6])

建卡　本地人口　[身份证] →　居住地乡镇卫生院 → [孕期保健手册]
流动人口　[身份证] [居住证]　或社区卫生服务中心

一. 健康教育及指导

艾玛
这是地震了吗?

1. 流产的认识和预防

2. 营养和生活方式的指导 (卫生.性生活.运动.旅行.工作).

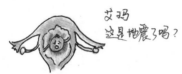

孕前体质量分类	BMI(kg/m²)	孕期体质量增加范围(kg)
低体质量	<18.5	12.5～18.0
正常体质量	18.5～24.9	11.5～16.0
超重	25.0～29.9	7.0～11.5
肥胖	≥30.0	5.0～9.0

一大夫
我胖吗?

3. 继续补充叶酸 0.4～0.8mg/天 至孕3个月. 有条件者可 继续服
含叶酸的复合维生素.

4. 避免接触有毒有害物质.

甲醛.射线.高温.
农药.铅.砷……

5. 慎用药物

6. 改变不良的生活习惯.

7. 保持心理健康.预防孕期.产后心理问题.

周华医生绘
2020.7.28

3.

二、常规保健

1、建孕期保健手册

2、月经情况，推算预产期

3、评估高危因素（"五色预警"）

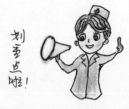

划重点啦！

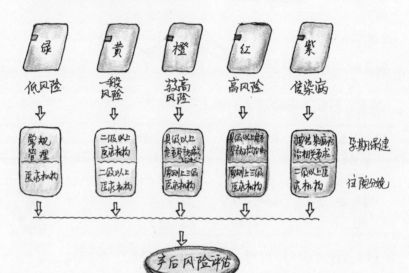

绿	黄	橙	红	紫
低风险	一般风险	较高风险	高风险	传染病
常规管理	二级以上医疗机构	具级以上危险及诊断处理	具级以上转诊救助的机构	按传染病防治相关要求 孕期保健
医疗机构	二级以上医疗机构	原则上三级医疗机构	原则上三级医疗机构	二级以上医疗机构 住院分娩

产后风险评估

4、全面体格检查

血压

身高体重

计算BMI
体重kg/身高m²

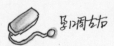

孕12周左右

4.

周华医生手绘
2020.7.28

必查项目

血常规　　凝血功能　　尿常规

血型　　乙肝

甲功　　梅毒

丙肝　　艾滋病

超声 6~8周
确定是否宫内，孕囊是否存活，
数目，推算孕周

备查项目

糖耐量 (高危孕妇)　　RhO, Rh阴性者　　甲功　　丙肝　　铁蛋白
Hb<110g/L

结核菌素试验
(高危者)

 心电图

宫颈TCT
孕前1年阴性者

淋病
沙眼衣原体
BV(高危或有症状者)

 超声 (11~13周+6)
胎儿颈部透明层厚度；
核孕周；
双胎确定绒毛膜性质.

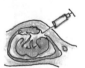 绒毛穿刺
妊娠10~13周+6
针对高危孕妇

 孕早期3项筛查 (10~13周+6)
注意：空腹；超声确定孕周；
确定抽血与采体质量.

5.

周华医生手绘
2020.7.28.

第二次产检 (14~19周)

一、健康教育及指导

1. 流产的认识和预防
2. 妊娠生理知识
3. 营养和生活方式指导
4. 医中期产前筛查的意义
5. 非贫血 血清铁蛋白 <30ug/L. 补元素铁 60mg/d
   缺铁性贫血. 补元素铁 100~200mg/d
6. 常规补钙剂 0.6~1.5g/d.

二、常规保健

1. 分析首次产前检查结果.
2. 询问阴道出血、饮食、运动情况.
3. 体格检查.

BMI增加是否合理

必 查 项 目

无

备 查 项 目

 15~20周 (最佳16~18周)
注: 空腹. 超声检查确定孕周.
确定抽血当天体质量.

 羊膜腔穿刺术
(针对高危人群)

 12~22周
结果阳性. 应进行侵入性精诊断.

周华医生绘
2020.7.28

第三次产检（20～24周）

一·健康教育及指导

1、早产的认识和预防

2、营养和生活方式的指导

3、胎儿系统超声筛查的意义

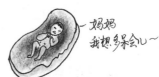

妈妈
我想多呆会儿～

二·常规保健

1、询问胎动、阴道血、饮食、运动情况

2、体格检查

必查项目

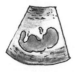

胎儿系统超声筛查
（20～24周）
筛查胎儿严重畸形

备查项目

阴超测宫颈长度、预测早产（有早产高危因素者）

7.

周华医生手绘
2020.7.28

第四次产检 (25-28周)

一、健康教育及指导

1. 早产的认识和预防
2. 妊娠期糖尿病筛查的意义

二、常规保健

1. 询问胎动、阴道出血、宫缩、饮食、运动情况
2. 体格检查

必 查 项 目

GDM 筛查

 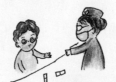

喝糖水
(75g糖+300ml水)

检查前晚8点后禁食
抽血（空腹、1h、2h）

正常上限空腹5.1mmol/L、1h10.0mmol/L、2h8.5mmol/L

备 查 项 目

Rh血型阴性者

宫颈分泌物
测胎儿纤连蛋白
(宫缩20~30mm者)

8.

周华医生手绘
2020.7.28

第五次产检 (29~32周)

一. 健康教育及指导

  1. 分娩方式指导.

  2. 开始自责胎动或计数胎动.

  3. 母乳喂养指导.

  4. 新生儿护理指导.

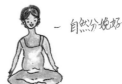

— 自然分娩好

二. 常规保健

  1. 询问胎动.阴道血.宫缩.饮食运动.

  2. 体格检查; 胎位检查.

必 查 项 目

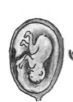

生长发育
羊水量
胎位
胎盘位置等

备 查 项 目

无

9.

周华医生手绘
2020.7.28

第六次产检 (33~36周)

一、健康教育及指导

1、分娩前生活方式的指导.

2、分娩相关知识 (临产症状、分娩试指导、分娩镇痛)

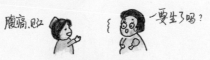

腹痛,见红   要生了吗?

3、新生儿疾病筛查宣教

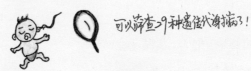

可以筛查29种遗传代谢病了!

4、抑郁症的预防.

心理门诊

二、常规保健

1、询问胎动,阴道出血,宫缩,皮肤瘙痒,饮食运动,分娩前准备情况.

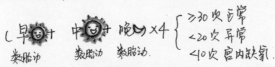

数胎动   数胎动   数胎动   ≥30次正常
                              <20次异常
                              <40次宫内缺氧.

2、体格检查同妊娠30~32周产前检查.

必查项目

备查项目

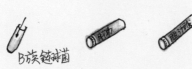

B族链球菌

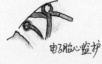

电子胎心监护

10.

周华医生绘
2020.7.28

第七次产检（37～41周）

一、健康教育及指导

1. 分娩相关知识（1)临产的症状. ⑵娩方式指导. ⑶分娩镇痛）.

2. 新生儿免疫接种指导.

3. 产褥期指导.

4. 胎儿宫内情况监护.

5. 妊娠≥41周，住院并引产.

二、常规保健内容

1、询问胎动. 宫缩、胎位等.

2. 体格检查同妊娠30～32周.

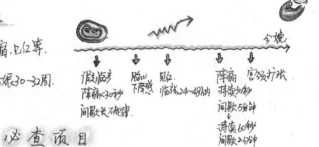

假临产
阵痛<30秒
间歇长不规律

胎监
下降感

见红
临产24～48h内

阵痛
持续30秒
间歇5分钟
持续60秒
间歇2分钟

宫颈扩张

分娩

必查项目

B超　　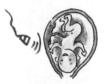　　大小
位置
胎盘成熟度
羊水量　　S/D比值

NST检查（每周1次）

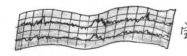

宝宝缺氧吗

备查项目

3宫颈检查及Bishop评分.

周华医生手绘
2020.7.28.

11.

高龄孕妇的孕期保健

1. 仔细询问孕前病史. 明确并记录高危因素.

~ 36岁了
担心宝宝啊.

2. 评估并告知高龄孕妇的妊娠风险

流产. 染色体异常
畸形. 妊高症.
糖尿病. 生长受限.
早产. 死胎等

3. 规范剂量叶酸或含叶酸的复合维素.
   及时补充钙剂和铁剂.

孕早期 孕中期 孕晚期
800mg钙 1000mg钙 1200mg钙

孕前3个月 ← → 孕后3个月
0.4mg ~ 0.8mg叶酸
预防神经管缺陷

4. 产前筛查. 产前诊断

①
11~13周时
胎儿NT
鼻骨缺如
NTD

② 高龄孕妇
无创产前DNA(NIPT)

②
高龄孕妇
孕16~22周时
知情同意. 羊膜腔穿刺
产前诊断

③
20~24周
系统超声筛查
子宫颈长度

④ 糖耐量筛查. 妊高症. FGR诊断

⑤ ≥40岁. 加强胎儿监护. 40周前适时终止妊娠.

周华医生绘
2020.7.28

12.

孕妇瑜伽自我练习

　　坚持练习孕妇瑜伽,有助于增强体能,缓解孕妈妈的疲劳和压力,减轻孕期体型变化带来的腰背部、下肢的不适,并且针对性地练习腹肌、膈肌、盆底肌,增强孕妇自然分娩的信心,缩短产程,利于顺产。同时,还能为产后迅速恢复体型打下基础。孕妇瑜伽与球操结合,增加了运动的趣味性,更有助于缓解腹压,强化盆底肌的练习。整套动作柔和,包括腹式呼吸 5 分钟,体位动作 30～40 分钟,休息冥想 10 分钟,根据不同的孕期进行适当调整。如产检正常,建议在老师指导下,每周练习 2～3 次,可练习至分娩前。注意每个动作结束进行呼吸调整,让心跳保持平稳,如有不适立即停止练习。以下举几个动作示范(图 1～图 7)。

　　坐姿——坐于球中心,双脚掌踩实地面,腰背挺直,双肩下沉,小腿与地面垂直,向前后左右移动,找到在球上平衡的感觉。

　　❶ 腹式呼吸——孕妈妈的腹式呼吸和正常人有所不同,更加柔和平缓。专注于自己的呼吸,感受腹部微微起伏,避免过度。鼻子吸气,嘴巴吐气,吸气时感受氧气从气道进入胸腔,膈肌下沉,腹部微微隆起,呼气时腹部微微内收,膈肌上升。腹式呼吸帮助缓解胸闷气短,平和情绪,给宝宝输入更多的氧气,可以每天练习 5 分钟。

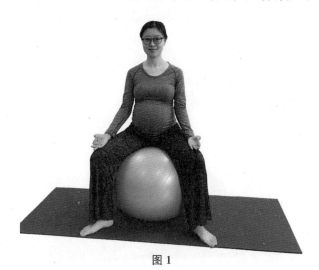

图 1

❷ **合掌运动**——双手合十于胸前,吸气,双臂向上举,感觉到身体向上无限拉长,两手向外打开,呼气,慢慢放于身体两侧。

此动作可帮助扩展胸部,增进深呼吸,增加肺活量,扩胸可增加氧气的吸收,促进新陈代谢与血液循环。

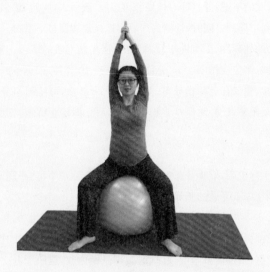

图2

❸ **肩部运动**——双臂平展,屈肘,指尖伏肩,进行绕肩运动,向前时肘尖靠拢,此动作扩展胸部,促进乳腺血液循环,改善肩部肌肉紧张。

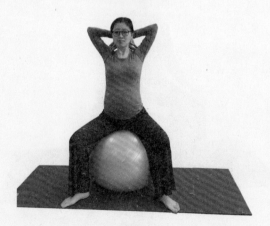

图3

❹ **手臂运动**——左臂向右延伸,右臂屈肘垂直锁住左臂,向右侧发力,颈部转向左侧,手掌用力做握拳—张开的动作。保持自然呼吸,再换另一侧做一次。

此动作有利于矫正背、肩部歪斜,加强臂部肌肉,灵活手腕和手指关节。

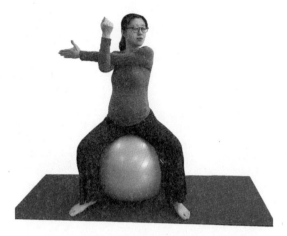

图 4

❺ **侧腰运动**——双脚打开两肩宽,向右侧弓步,左腿伸直,双臂伸直平放于身体两侧,右手臂支撑于右腿,左手臂缓缓向上侧举,上身侧弯,脸和身体在同一平面上,保持自然呼吸,慢慢还原。再换另一侧做一次。

此动作有助于加强孕妇腰背部和下肢肌肉力量。

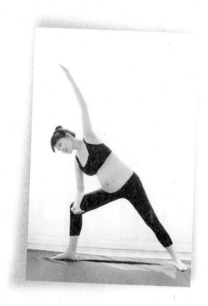

图 5

❻ 树式运动——脊椎向上延伸，挺拔站姿，左脚踩牢地面，右脚掌贴大腿根部，做不到的话可以贴于小腿，右膝外展，双臂伸展，左臂上举，右臂下落。保持自然呼吸，慢慢还原。再换另一侧做一次。

此动作有助于提升孕妇平衡感和专注力。

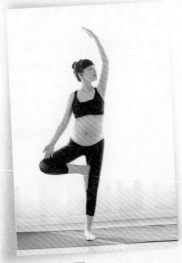

图 6

❼ 猫式运动——四肢撑地，跪立于瑜伽垫上，两脚分开与肩同宽，大腿、两臂垂直于地面，手指张开撑地，背与地面平行。吸气，腰背部慢慢向下压，臀部自然向上翘起，胸部向上提升，头部随着脊柱的弯曲慢慢抬起，不要耸肩，眼睛看向斜上方。呼气，上背部向上拱起，腹部微微收紧，脊柱形成一个拱形，头部向下，眼睛看向腹部，大腿和手臂保持垂直于地面，如猫伸懒腰。让呼吸引领动作，做到流畅自然，不要屏气。

此动作可增加脊椎的灵活性，伸展背部，使背部和肩部得到较好的伸展，同时按摩腹部，增强消化功能，改善便秘。

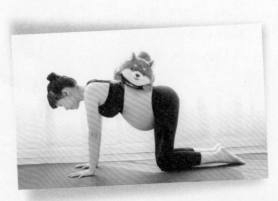

图 7

孕期心理自我对照表
抑郁自评量表（SDS）

姓名：_____　年龄：_____　末次月经时间：_____　孕周：_____

文化程度：_____　填表时间：_____　电话：_____

在本市居住：1. 一年以上 ☐　2. 不满一年 ☐

　　我们想了解一下您的感受,请选择一个最能反映您过去七天的实际感觉,请在适当的选项中打钩。

评定项目	没有或很少时间（A）	少部分时间（B）	相当多时间（C）	绝大部分或全部时间（D）
1. 我觉得闷闷不乐,情绪低沉				
2. 我觉得一天之中早晨最好				
3. 我一阵阵哭出来或觉得想哭				
4. 我晚上睡眠不好				
5. 我吃的跟平常一样多				
6. 我与异性密切接触时和以往一样感到愉快				
7. 我发觉我的体重在下降				
8. 我有便秘的苦恼				
9. 我心跳比平时快				
10. 我无缘无故感到疲乏				
11. 我的头脑跟平常一样清楚				
12. 我觉得经常做的事并没有困难				
13. 我觉得不安而平静不下来				
14. 我对将来抱有希望				
15. 我比平常容易激动				
16. 我觉得作出决定是容易的				
17. 我觉得自己是个有用的人,有人需要我				
18. 我的生活过得很有意思				
19. 我认为如果我死了别人会生活得好些				
20. 平常感兴趣的事我仍然照样感兴趣				

总粗分：_____　标准分：_____

建　议：_____　医生：_____

评定标准:

1. 评定采用 1~4 分制记分,评定时间为过去一周内。正向计分题 A、B、C、D 按 1、2、3、4 分计;反向计分题按 4、3、2、1 分计。反向计分题号:2、5、6、11、12、14、16、17、18、20。

2. 把各题的得分相加为总粗分,粗分乘以 1.25 以后取整数,就得到标准分。抑郁评定的临界值为标准分 53 分,53~62 分为轻度抑郁,63~72 分为中度抑郁,72 分以上为重度抑郁。

焦虑自评量表（SAS）

姓名：_____ 年龄：_____ 末次月经时间：_____ 孕周：_____

文化程度：_____ 填表时间：_____ 电话：_____

在本市居住：1. 一年以上☐　　2. 不满一年☐

　　我们想了解一下您的感受,请选择一个最能反映您过去七天的实际感觉,请在适当的选项中打钩。

评定项目	没有或很少时间（A）	少部分时间（B）	相当多时间（C）	绝大部分或全部时间（D）
1. 我觉得比平时容易紧张或着急				
2. 我无缘无故地感到害怕				
3. 我容易心里烦乱或感到惊恐				
4. 我觉得我可能将要发疯				
5. 我觉得一切都很好,也不会发生什么不幸				
6. 我手脚发抖打颤				
7. 我因为头痛、颈痛和背痛而苦恼				
8. 我觉得容易衰弱和疲乏				
9. 我觉得心平气和,并且容易安静坐着				
10. 我觉得心跳得很快				
11. 我因为一阵阵头晕而苦恼				
12. 我有晕倒发作,或觉得要晕倒似的				
13. 我吸气、呼气都感到很容易				
14. 我的手脚麻木和刺痛				
15. 我因为胃痛和消化不良而苦恼				
16. 我常常要小便				
17. 我的手脚常常是干燥温暖的				
18. 我脸红发热				
19. 我容易入睡并且一夜睡得很好				
20. 我做恶梦				

总粗分：_____ 标准分：_____

建　议：_____ 医生：_____

评定标准：

1. 评定采用 1~4 分制记分，评定时间为过去一周内。正向计分题 A、B、C、D 按 1、2、3、4 分计；反向计分题按 4、3、2、1 分计。反向计分题号：5、9、13、17、19。

2. 把各题的得分相加为总粗分，粗分乘以 1.25 以后取整数，就得到标准分。焦虑评定的临界值为标准分 50 分，50~59 分为轻度焦虑，60~69 分为中度焦虑，69 分以上为重度焦虑。

爱丁堡产后抑郁量表（EPDS）

姓名：_____   年龄：_____岁   产后：_____天   电话：_____
填表日期：_____

　　您刚生了孩子,我们想了解一下您的感受,请选择一个最能反映您过去七天感受的答案。

1. 我能看到事物有趣的一面,并笑得开心　　　　　　　　　　　（　　）
　　A. 同以前一样　　　　　　　　　　B. 没有以前那么多
　　C. 肯定比以前少　　　　　　　　　D. 完全不能

2. 我欣然期待未来的一切　　　　　　　　　　　　　　　　　（　　）
　　A. 同以前一样　　　　　　　　　　B. 没有以前那么多
　　C. 肯定比以前少　　　　　　　　　D. 完全不能

3. 当事情出错时,我会不必要地责备自己　　　　　　　　　　（　　）
　　A. 没有这样　　　　　　　　　　　B. 不经常这样
　　C. 有时会这样　　　　　　　　　　D. 大部分时候会这样

4. 我无缘无故感到焦虑和担心　　　　　　　　　　　　　　　（　　）
　　A. 一点也没有　　　　　　　　　　B. 极少这样
　　C. 有时候这样　　　　　　　　　　D. 经常这样

5. 我无缘无故感到害怕和惊慌　　　　　　　　　　　　　　　（　　）
　　A. 一点也没有　　　　　　　　　　B. 不经常这样
　　C. 有时候这样　　　　　　　　　　D. 相当多时候这样

6. 很多事情冲着我来,使我透不过气　　　　　　　　　　　　（　　）
　　A. 我一直像平时那样应付得好
　　B. 大部分时候我都能像平时那样应付得好
　　C. 有时候我不能像平时那样应付得好
　　D. 大多数时候我都不能应付

7. 我很不开心,以至失眠　　　　　　　　　　　　　　　　　（　　）
　　A. 一点也没有　　　　　　　　　　B. 不经常这样
　　C. 有时候这样　　　　　　　　　　D. 大部分时间这样

8. 我感到难过和悲伤　　　　　　　　　　　　　　　　　　　（　　）
　　A. 一点也没有　　　　　　　　　　B. 不经常这样
　　C. 相当时候这样　　　　　　　　　D. 大部分时候这样

9. 我不开心到哭 （　　）

    A. 一点也没有   B. 不经常这样

    C. 有时候这样   D. 大部分时间这样

10. 我想过要伤害自己 （　　）

    A. 没有这样   B. 很少这样

    C. 有时候这样   D. 相当多时候这样

测试计分说明: A 计 0 分,B 计 1 分,C 计 2 分,D 计 3 分

        A＿＿＿＿＿个,B＿＿＿＿＿个,C＿＿＿＿＿个,D＿＿＿＿＿个

        您测出的分数:＿＿＿＿＿分

        建议:＿＿＿＿＿＿＿＿＿＿＿＿＿＿＿＿＿＿＿＿＿＿＿＿

                                  医生:＿＿＿＿＿＿＿＿＿

                                  时间:＿＿＿＿＿＿＿＿＿

    爱丁堡产后抑郁量表(EPDS)是应用广泛的自评量表,EPDS 测查评分解释:得分范围 0~30 分,9~13 分作为诊断标准;总分相加≥13 分可诊断为产后抑郁症;若≥13 分,建议及时进行综合心理干预。

附件 5

孕期膳食指导食谱范例

孕期		孕早期	孕中期	孕晚期
总能量（kcal）		1 800	2 100	2 250
早餐 6:30		杂粮粥 25 g	杂粮粥 25 g	杂粮粥 25 g
		馒头 50 g	馒头 50 g	馒头 50 g
		拌黄瓜 100 g	生菜 100 g	圆白菜 100 g
		鸡蛋 50 g	鸡蛋 50 g	鸡蛋 60 g
点心 9:30		牛奶 180 ml	牛奶 250 ml	牛奶 250 ml
午餐 12:00		米饭 70 g	小米杂粮饭 75 g	高粱杂粮饭 75 g
		生菜 150 g	丝瓜汤 100 g	清炒油菜 150 g
		肉末茄子（肉末 25 g，茄子 100 g）	芹菜虾仁（芹菜 100 g，虾仁 80 g）	海带冬瓜排骨汤（海带 50 g，冬瓜 50 g，排骨 70 g）
		鲫鱼豆腐汤（鱼 50 g，豆腐 50 g）	木耳炒猪肝（木耳 50 g，猪肝 45 g）	红烧鹅 50 g
点心 15:00		水果 250 g	水果 300 g	水果 350 g
晚餐 18:00		米饭 70 g	紫薯 + 米饭 75 g	玉米 + 米饭 75 g
		莴白青椒胡萝卜干（莴白 120 g，青椒 40 g，胡萝卜 20 g）	青椒炒豆干（青椒 40 g，豆干 50 g）	韭菜炒豆芽（韭菜 150 g，豆芽 50 g）
		红烧鸡 50 g	番茄炖牛肉（番茄 50 g，牛肉 50 g）	清蒸鸽子 50 g
		蘑菇丝瓜汤 100 g	蒜苗炒菠菜 150 g	蒜苗炒豆干（蒜苗 25 g，豆干 50 g）
点心 20:30		牛奶 180 ml	牛奶 250 ml	牛奶 250 ml
油 / 天		25~30 g	25~30 g	25~30 g
盐 / 天		小于 6 g	小于 6 g	小于 6 g

备注：所有重量皆为生重